AF524974

SOFIA MAY

KOGNITIVE VERHALTENS THERAPIE

Das Selbsthilfe Buch gegen Persönlichkeitsstörungen und Depressionen.

Finden Sie zurück zu einem Leben voller Glück und Zufriedenheit!

Inkl. vieler Übungen und Workbook

INHALT

Einleitung

Im Jahr 1905 machte der russische Forscher Iwan Pawlow eine Entdeckung, die ihm später den Nobelpreis bringen sollte. Um den Speichelfluss von Hunden im Zusammenhang mit deren Verdauung zu untersuchen, reichte er seinem Versuchstier in regelmäßigen Abständen Futter und stellte nach einiger Zeit fest, dass der Speichelfluss der Tiere schon dann angeregt wurde, wenn diese nur die Schritte des Laboranten hörten. Um diese Entdeckung weiter zu untersuchen, läutete Pawlow zukünftig kurz vor der Futtergabe eine Glocke, und tatsächlich: Nach einigen Tagen reichte es, den Hunden das Glockenläuten vorzuspielen, damit sie Speichel produzierten, selbst dann, wenn das Futter nicht im selben Raum war.

Was Pawlow damals entdeckte, war das Prinzip der klassischen Konditionierung, das auch heute noch seinen festen Platz in der kognitiven Verhaltenstherapie hat. Zusammen mit anderen Theorien und Konzepten bietet es damit die Grundlage für eine sehr bewährte und weitverbreitete Form der Psychotherapie, deren Methoden zunehmend auch in unserem Alltag Platz finden können und sollen. Es gibt viele Dinge, die einen im Lauf des Lebens belasten können; kleine Stressoren im Alltag oder größere Probleme, Konflikte und Verstimmungen. Da psychische Gesundheit aber einen sehr hohen Stellenwert hat, wenn es um Lebensqualität und Zufriedenheit geht, lohnt es sich, neue Angewohnheiten zu formen und zu erlernen, die gemeinsam mit geprüften therapeutischen Methoden dabei helfen können, Sorgen und Beschwerden loszuwerden.

Dieses Buch bietet Ihnen einen umfassenden Einblick in die Ansätze der kognitiven Verhaltenstherapie, zusammen mit einfachen Anwendungen und vielen Beispielen, die Sie bequem in Ihr tägliches Leben integrieren können, um wieder mehr Freude zu spüren.

1. Die erste Welle der Verhaltenstherapie

In Deutschland ist die kognitive Verhaltenstherapie eines von vier Richtlinienverfahren. Das bedeutet, dass die Krankenkasse die Kosten für die Therapie übernimmt und der Versicherte die Leistungen nicht selbst bezahlen muss. Die anderen Verfahren sind die analytische Psychotherapie, die tiefenpsychologisch fundierte Psychotherapie und die systemische Therapie. All diese Ansätze unterscheiden sich in ihrem Menschenbild und in der Art und Weise, wie sie die Entstehung von psychischen Krankheiten erklären, und damit auch darin, wie sie Therapien konzipieren.

GRUNDLAGEN DER VERHALTENSTHERAPIE

Die Verhaltenstherapie beruht auf einer Schule der Psychologie, die sich als Naturwissenschaft verstehen wollte. Sie kann als eine Art Gegenbewegung zu Freuds hochkomplexen, aber wenig wissenschaftlich erarbeiteten Ansätzen verstanden werden. Jetzt sollte endlich das Verhalten untersucht werden – dazu zählten Verhaltenstheoretiker alles, was sich objektiv beobachten ließ, also Handlungen, Bewegungen, aber auch Sprache und Mimik.

All das, was über objektiv Beobachtbares hinausging, war in der ersten Welle zunächst irrelevant. Man wollte sich klar distanzieren von Freuds Methodik, die vor allem auf den subjektiven Berichten seiner Patienten basierte, und stattdessen eine Grundlage schaffen, die fern war von Gefühlen, Gedanken und anderen inneren Zuständen, die sich nicht ohne Weiteres nach außen tragen ließen.

Grundsätzlich ging man davon aus, dass ein Mensch als unbeschriebenes Blatt auf die Welt kommt und allein durch sein Umfeld geformt und geprägt wird. Es stand die These im Raum, jedes Verhalten, das ein Mensch zeigt, sei gelernt und könne dementsprechend auch wieder verlernt werden. Manche Forscher behaupteten sogar, sie könnten Individuen rein theoretisch genauso formen, wie sie das wollten, wenn sie die volle Kontrolle über alle Umweltfaktoren hätten, die diesen Kindern jemals begegnen würden - in der Praxis ließ sich das natürlich nie prüfen, die grundsätzliche Idee der ersten Welle der Verhaltenstherapie war damit aber schon einmal gelegt.

Zu dieser ersten Welle gehören einige wichtige theoretische Konzepte, die an dieser Stelle näher erläutert werden, um Ihnen einen Hintergrund über die Mechanismen der Krankheitsentstehung und -bekämpfung zu bieten.

Klassische Konditionierung

Bereits angesprochen wurde das Prinzip der klassischen Konditionierung, das durch Zufall von Iwan Pawlow entdeckt wurde. Wenn ein Stimulus - also zum Beispiel ein Objekt - der eigentlich keine Reaktion in einem Menschen auslöst, immer wieder zusammen mit einem Stimulus gezeigt wird, der in dem Menschen eine bestimmte Reaktion auslöst, wird der ursprünglich neutrale Stimulus irgendwann genügen, um die Reaktion hervorzurufen. Um das ein bisschen deutlicher zu machen, sehen wir uns noch einmal Pawlows Hund an: Der Ton der Glocke löst in dem Hund keine Reaktion aus, das Futter hingegen regt den Speichelfluss an. Wenn nun immer dann, wenn ein Laborant dem Hund das Futter bringt, die Glocke ertönt, wird der Hund den Ton irgendwann mit dem Futter verbinden. Das führt dann dazu, dass allein der Glockenton ausreicht, um den Speichelfluss auszulösen, auch ohne Futter.

Dieses Modell ist eine wichtige Grundlage, mit der auch heute noch die Entstehung von psychischen Erkrankungen und fehlangepasstem Verhalten erklärt werden kann. Stellen wir uns zum Beispiel ein Kind vor, das bei dem Anblick eines Hundes zunächst keine Reaktion zeigt. Nun bellen aber verschiedene Hunde immer wieder sehr laut, wenn das Kind näherkommt, und verängstigen es damit zunehmend. Nach einiger Zeit wird das Kind seine innere Reaktion, also die Angst, schon allein mit dem Anblick eines Hundes verbinden und muss nicht mehr weiter durch lautes Bellen erschreckt werden. Verschiedene Angsterkrankungen lassen sich auf diese Weise sehr gut erklären.

Ein berühmtes, ethisch aber eher schwieriges Experiment konnte das sogar beweisen: 1920 ließen Forscher ein elf Monate altes Baby mit einem Stofftier spielen, aber immer dann, wenn das Kind das Kuscheltier berührte, ertönte ein lautes Geräusch, auf das das Kind mit Angst und Schreien reagierte. Nach einer Weile genügte dann der Anblick des Kuscheltiers, um in dem Kind Angst und Unbehagen auszulösen, ein lautes Geräusch war nicht mehr nötig. Interessanterweise zeigte das Kind auch Angst, wenn es mit anderen Kuscheltieren konfrontiert wurde; seine Reaktion beschränkte sich also nicht auf das spezifische Stofftier, sondern auf eine größere Gruppe ähnlicher Objekte.

Durch klassische Konditionierung kann aber nicht nur ein Reiz mit einem anderen verknüpft werden; es ist auch möglich, diese Verknüpfung wieder zu verlernen. Wenn der Reiz wiederholt gezeigt wird, ohne dass die erwartete Konsequenz eintritt, wird das irgendwann dazu führen, dass auch die innere Reaktion ausbleibt. Das heißt im Beispiel des elf Monate alten Babys: Wenn es nun wieder mit dem Stofftier spielen dürfte und es berühren würde, ohne dass es ein lautes Geräusch gäbe, dann würde es langsam lernen, dass der Reiz - also das Stofftier - nicht mit der negativen Konsequenz - also dem lauten Geräusch - zusammenhängt. Bei dem Anblick des Kuscheltiers würde es keine Angst mehr verspüren. Es hätte erfolgreich eine neue Gedächtnisspur aufgebaut. In der modernen Therapie hat diese Idee des Umlernens zu einer weitverbreiteten Praxis geführt, die sich Expositionsübung nennt. Hierbei geht es darum, einem gefürchteten Reiz immer und immer wieder zu begegnen, damit man die Chance hat, neu zu lernen und eine furchtfreie Gedächtnisspur aufzubauen. Zu den genaueren Hintergründen der Exposition können Sie in einem späteren Kapitel mehr erfahren.

Operante Konditionierung

Nachdem Pawlow das Prinzip der klassischen Konditionierung erforscht hatte, weckte der Zusammenhang zwischen der Konsequenz eines Verhaltens und seinem Wiederauftreten auch das Interesse weiterer Psychologen. Die Idee dahinter war simpel: Die Konsequenz oder Reaktion, die auf das Verhalten eines Menschen folgt, sollte doch in irgendeiner Weise beeinflussen, ob das Verhalten in Zukunft ein weiteres Mal gezeigt wird oder nicht, richtig?

Damit waren die Grundsteine gelegt für Burrhus Frederic Skinners Theorie der operanten Konditionierung. Skinner definiert verschiedene Arten von Belohnung und Bestrafung, die dabei helfen, das wiederholte Auftreten einer Verhaltensweise sinnvoll zu erklären und vorauszusagen. Zum einen gibt es zwei Arten von Verstärkern: Ein positiver Verstärker ist eine unmittelbare Belohnung, also eine positive Konsequenz, die auf ein Verhalten folgt. Das kann zum Beispiel eine materielle Belohnung sein, aber auch Lob oder Hinwendung zählen dazu. Negative Verstärker sind das Wegfallen von negativen Reizen. Das lässt sich am besten am Beispiel von Schmerztabletten beschreiben: Der negative Reiz ist dabei beispielsweise der Kopfschmerz, den Sie spüren, und Ihr Verhalten ist das Nehmen einer Tablette. Der Schmerz hört daraufhin auf, der negative Reiz fällt also weg - und damit wird es wahrscheinlicher, dass Sie in Zukunft bei Schmerzen ein weiteres Mal zu einer Tablette greifen, weil Sie wissen, dass der Schmerz damit sehr einfach und effektiv wegfallen wird. Bestrafungen sind sehr viel weniger effektiv, um ein Verhalten zu unterbinden, sollten aber trotzdem erwähnt werden, weil auch sie einen wichtigen Teil von Skinners Theorie ausmachen. Bei der positiven Bestrafung folgt auf das gezeigte Verhalten eine negative Konsequenz; das wäre zum Beispiel die Mutter, die mit ihrem

Kind schimpft, nachdem es ihr Ärger bereitet hat. Bei der negativen Verstärkung fällt als Konsequenz auf ein Verhalten ein angenehmer Reiz weg - hier könnte man sich beispielsweise Eltern vorstellen, die ihren Kindern als Bestrafung das Handy wegnehmen oder Hausarrest erteilen, also den Umgang mit Freunden verbieten.

Es ist schwierig, mithilfe der operanten Konditionierung zu erklären, wie psychische Erkrankungen entstehen können, aber es lässt sich sehr gut beschreiben, warum sie so oft bleiben, nachdem sie sich etabliert haben. Wenn wir wieder auf das Beispiel mit dem Kind zurückkommen, das Angst vor Hunden entwickelt hat, weil diese es immer wieder verschreckt haben, dann ließe sich die Reaktion des Kindes, also die Angst, als eine unangenehme Konsequenz auf das Verhalten - einen Hund zu sehen - verstehen. Wenn das Kind jetzt also anfängt, Hunde zu vermeiden, dann bleibt diese unangenehme Konsequenz aus. Wenn es nicht mit Hunden konfrontiert ist, wird es sicher auch keine Angst vor Hunden spüren. Das Wegfallen einer negativen Konsequenz ist, wie oben beschrieben, ein negativer Verstärker und führt dazu, dass das Kind das Vermeidungsverhalten in Zukunft immer häufiger zeigen wird, weil eben jenes Verhalten anscheinend positive Konsequenzen mit sich bringt.

In Zusammenhang mit der klassischen Konditionierung lässt sich so der Ursprung vieler Krankheiten gut erklären; das gemeinsame Auftreten eines eigentlich neutralen Reizes zusammen mit einem unangenehmen Reiz führt zu einer unangenehmen Empfindung. Später löst dann der ursprünglich neutrale Reiz allein das Empfinden aus und wird vermieden, damit diese Empfindung ausbleibt. Das Vermeiden hat positive Konsequenzen und wird damit immer häufiger ausgeführt - ein Neulernen, also die Erkenntnis, dass der neutrale Reiz nicht mit der negativen Konsequenz zusammenhängt, wird dadurch verhindert.

In umfassender Forschung hat sich dieser theoretische Ansatz als sehr effektiv erwiesen, um Verhalten nachhaltig zu verändern und dauerhaft neu erlernen zu lassen. So werden zum Beispiel in therapeutischen Interventionen sogenannte Verstärkerpläne erstellt, die dabei helfen sollen, ein neues, gewünschtes Verhalten zu erlernen, indem es immer wieder belohnt wird. In Kliniken können das zum Beispiel Münz-Systeme sein, bei denen man für gutes Verhalten eine Münze bekommt, die man dann später gegen eine Belohnung eintauschen kann. Wer zum Beispiel wegen einer Sucht stationär behandelt wird und es schafft, dem Impuls, die Substanz zu konsumieren, zu widerstehen, der bekommt eine Münze. Später löst er sie dann für einen Nachtisch oder einen Spaziergang ein.

FÜR IHREN ALLTAG

In Ihrem Alltag können Sie die Konzepte der ersten Welle der Verhaltenstherapie an der einen oder anderen Stelle einbauen. Das betrifft nicht nur Bereiche, in denen Sie mit psychischen Problemen konfrontiert sind, sondern auch alltägliche Hürden. Wichtig ist, dass es bei den meisten Methoden ein bisschen Übung braucht, bis sie richtig funktionieren – geben Sie sich also genug Zeit, um die vorgestellten Ideen zu trainieren.

Für das tägliche Leben hat vor allem die operante Konditionierung eine große Bedeutung, weil sie sich wesentlich leichter gezielt einsetzen lässt. Daher beruht auch der erste Praxis-Tipp auf der operanten Konditionierung: Hier geht es vor allem um Kindererziehung. Um Ihr Kind dazu zu motivieren, ein bestimmtes Verhalten zu zeigen, können Sie mit positiver Verstärkung arbeiten - Sie sollten immer im Hinterkopf behalten, dass Belohnung wirksamer ist als Bestrafung, weil Bestrafung nicht selten zu gegenteiligen Effekten führen kann, wenn Ihr Kind trotzig wird. Nehmen wir einmal an, Sie wollen, dass Ihr Kind in seiner Freizeit mehr liest. Wenn es das ohne Anreiz so gut wie gar nicht tut, kann es hilfreich sein, eine Belohnung für jedes gelesene Buch zu geben. Belohnungen können Sie individuell anpassen, sollten aber darauf achten, auch schon den Prozess des Lesens zwischendurch zu verstärken, zum Beispiel durch Lob.

Wenn Ihr Kind dann anfängt, mehr und regelmäßiger zu lesen, müssen Sie damit anfangen, die Belohnung ausschleichen zu lassen, also unregelmäßige Verstärker zu bieten, die irgendwann völlig ausgesetzt werden. Das ist wichtig, damit sich das Selbstkonzept des Kindes ändert: Wenn es dann liest, ohne eine Belohnung zu erhalten, wird es sich als einen Menschen wahrnehmen, der eben gerne liest. Halten Sie die Verstärkung dauerhaft aufrecht, wird es diese Änderung des Selbstkonzepts nicht geben, weil das Kind denken wird, es liest nicht, weil es das gern tut, sondern um die Belohnung zu erhalten. Ein weiterer wichtiger Hinweis: Bei Kindern, die von Anfang an gerne lesen, kann eine Belohnung sogar den gegenteiligen Effekt haben, weil das Selbstkonzept als Person, die gern Bücher liest, durch die Belohnung untergraben wird. Sie sollten Verstärkung also wirklich nur bei Verhaltensweisen anwenden, die Ihr Kind nicht ohnehin schon zeigt.

Verstärkung von gewünschtem Verhalten können Sie aber nicht nur bei der Kindererziehung nutzen – mit genügend Selbstdisziplin schaffen Sie das auch bei sich selbst. Dazu ist es wichtig, dass Sie im ersten Schritt die Handlung, die Sie später regelmäßig zeigen wollen, genau definieren. Es reicht also beispielsweise nicht, als Handlungsziel „sich um den Haushalt kümmern“ festzulegen. Besser wäre es, genau zu benennen „Wäsche waschen“, „das Bad putzen“ oder „den Flur fegen“. Nachdem Sie wissen, was Sie tun möchten, sollten Sie den Endpunkt festlegen, den Sie belohnen wollen: Reicht es für Sie aus, die Waschmaschine angestellt zu haben oder ist das Ziel erst dann erreicht, wenn die Wäsche aufgehängt, getrocknet, gebügelt und wieder in den Schrank gelegt wurde?

Im Anschluss daran stellen Sie die Art und Weise auf, auf die Sie sich belohnen wollen. Das kann zum Beispiel durch Eigenlob geschehen, aber auch dadurch, dass Sie sich im Anschluss an Ihre erledigte Aufgabe mit Ihrer Lieblingsspeise oder einer schönen Freizeitaktivität belohnen. Diese Verstärker sollten Sie gerade am Anfang vermehrt einsetzen, bis Sie das Gefühl haben, das gewünschte Verhalten mit einer gewissen Regelmäßigkeit zu zeigen. Dann ist es wichtig, dass Sie – ähnlich wie bei den

Kindern - anfangen, die Belohnung auszuschleichen und schließlich komplett darauf verzichten. Am Ende sollte stehen, dass Sie es auch ohne Verstärker schaffen, das von Ihnen gewünschte Verhalten zu zeigen.

Wenn Sie vermehrt psychische Schwierigkeiten, also beispielsweise übermäßiges Grübeln, Antriebslosigkeit oder Interessenlosigkeit haben, können Sie ebenfalls versuchen, Ihr Verhalten durch Belohnung positiv zu beeinflussen. Das ist vor allem bei Antriebslosigkeit sehr wichtig und ziemlich effektiv: Wenn es Ihnen schwerfällt, verschiedenen Tätigkeiten nachzugehen, können Sie Freunde um Hilfe bitten und mit ihnen ausmachen, zusammen mit Ihnen auszugehen. Wenn Sie es geschafft haben, sich zu überwinden und zu dem Treffen zu erscheinen, wird die Belohnung ziemlich automatisch einsetzen: Mit Freunden hat man in der Regel Spaß und ist froh, sie zu sehen. Der erste Schritt wird der schwierigste sein, aber es lohnt sich direkt doppelt; Sie werden nicht nur einen guten Tag haben, Sie werden auch das positive Gefühl mit dem Treffen verbinden und in Zukunft kann es dadurch leichter werden, wieder Antrieb zu finden für Dinge, die Ihnen Freude bereiten. Solche positiven Erlebnisse können Ihr Wohlbefinden nachhaltig steigern und auf lange Sicht zu einer Verbesserung der Symptome führen. Ein Symptom ist dabei ein typisches Zeichen bzw. Anzeichen für eine Krankheit und wird deswegen auch Krankheitsmerkmal genannt.

Wenn es Ihnen nicht direkt gelingen sollte, sich zum Handeln zu motivieren, sollten Sie sich daran erinnern, dass es oft auch noch eine zweite oder dritte Chance gibt, sich zu überwinden und die Probleme anzugehen. Seien Sie ehrlich zu guten Freunden oder nahestehenden Verwandten, die Sie unterstützen, und benennen Sie Ihre Probleme - in den meisten Fällen werden Sie auf Verständnis treffen und jemanden finden, der Hilfe anbietet. Sollte Ihnen niemand einfallen, der eine solche Unterstützung anbieten kann, können Sie sich durch andere Tätigkeiten motivieren: Auch das Ausüben von Hobbys kostet am Anfang Überwindung, ist dann aber meist mit positiven Emotionen verbunden, die dazu führen, dass Ihnen das

Überwinden beim nächsten Mal leichter fallen wird. Und wenn auch ein Hobby als zu viel oder zu schwierig erscheint, können Sie kleinere Schritte nehmen: Gehen Sie spazieren oder kümmern Sie sich um sich und Ihren Körper, nehmen Sie ein Bad oder kochen Sie sich eine schöne Mahlzeit – das Anfangen ist schwer, das Beibehalten wird leichter sein.

Ein weiterer, wichtiger Faktor ist, dass ungewünschtes Verhalten häufig durch verdeckte Verstärker aufrechterhalten wird. Im Alltag zeigt sich das an verschiedenen Stellen: Ihr Kind wirft sich schreiend auf den Boden, weil es an der Supermarktkasse den Schokoriegel nicht bekommt und Sie geben dann, um des Friedens willen, doch nach – Ihr Kind wird in seinem Verhalten also verstärkt, weil es die Belohnung erhalten hat. Als Konsequenz wird es beim nächsten Einkauf wahrscheinlich wieder zu Streit und Schreien kommen.

Aber auch bei Ihrem eigenen Verhalten können Sie solche Verstärker erkennen, wenn Sie genauer hinschauen: Zum Beispiel wird unangepasstes Krankheitsverhalten, also übermäßiges und unnötiges Schonen, oft indirekt durch Angehörige belohnt. Bleiben Sie schon bei wenigen und sehr leichten Symptomen im Bett liegen oder geben Ihre Aufgaben an andere Menschen ab, dann wird Ihnen oft geholfen: Sie müssen die unliebsame Aufgabe nicht erledigen, Sie werden gepflegt und umsorgt. Das sind meist schöne Empfindungen, die im echten Krankheitsfall auch gar nicht bedenklich sind, in einem zu hohen Ausmaß aber dazu führen, dass das Krankheitsverhalten aufrechterhalten wird, Sie sich übermäßig schonen und Aufgaben weiter abtreten, obwohl das schon längst nicht mehr notwendig ist.Wenn Sie also solche Verstärker bei Verhalten erkennen, das Sie eigentlich nicht länger beibehalten wollen, sollten Sie sich darum bemühen, sie wieder abzubauen – bitten Sie also Ihre Angehörigen darum, Sie nicht länger zu umsorgen, wenn das nicht notwendig ist, und nehmen Sie Aufgaben wieder selbst in die Hand.

Ein weiteres Prinzip der ersten Welle der Verhaltenstherapie, das vielen von uns aus dem Alltag bekannt ist, ist weniger nützlich, dafür aber ganz lustig zu beobachten: Wenn beispielsweise in Ihrem Lieblingsrestaurant immer die gleiche Musik spielt, werden Sie diese Musik irgendwann mit dem guten Essen verbinden. Hören Sie dann das Lied im Radio - unabhängig davon, ob Sie sich in dem Restaurant befinden oder nicht - wird Ihnen ziemlich wahrscheinlich das Wasser im Mund zusammenlaufen. Beobachten Sie sich mal selbst, Sie werden erstaunt sein, wie häufig Ihnen das Prinzip der klassischen Konditionierung begegnet!

EINSCHRÄNKUNGEN DER ERSTEN WELLE

Die erste Welle der Verhaltenstherapie beschränkte sich vor allem auf die Konzepte der Konditionierung, also auf klassische und operante Verfahren. Dabei war es den Psychologen sehr wichtig, sich auf rein beobachtbares Verhalten zu beschränken; fehlangepasstes Verhalten sollte also beschrieben und dann verändert werden. Dieses Modell eignet sich zwar für manche Erkrankungen sehr gut, ist aber längst nicht umfassend genug, um die Komplexität der menschlichen Psyche zu beschreiben. So ist bei vielen Angsterkrankungen das falsche Lernen zwar plausibel, bei anderen Störungsgruppen ist es aber schwer anwendbar - wie kann ein Mensch zum Beispiel akustische oder optische Halluzinationen, ein Symptom der Schizophrenie, erlernen?

Außerdem lassen sich auch nicht bei allen Menschen mit Angsterkrankungen traumatische Erlebnisse nachweisen, die zu einem fehlangepassten Lernen hätten führen können. Es kann also nicht immer gezeigt werden, dass die Störung durch das Verbinden eines unangenehmen Reizes mit einem ursprünglich neutralen Reiz entstand. Damit zeigen sich deutliche Lücken in der Erklärung und Vorhersage von Krankheiten - und dazu gehört vor allem der Bereich, den Verhaltenstheoretiker zunächst so sehr gemieden haben: innere Prozesse eines Menschen, vor allem seine Gedanken.

2. Die zweite Welle der Verhaltenstherapie

Die Idee, dass nicht nur das Verhalten eines Menschen relevant sein könnte, sondern auch seine Gedankenwelt eine entscheidende Rolle spielt, ist der Beginn der zweiten Welle der Verhaltenstherapie, der sogenannten kognitiven Wende. Kognitionen sind dabei alle Prozesse, die mit dem Wahrnehmen und Erkennen zusammenhängen Sie beziehen sich zum Beispiel auf Sinneseindrücke und deren innere Verarbeitung, ihre gedankliche Repräsentation im Gehirn und die Bewertung der wahrgenommenen Sachverhalte.

Kognitionen stellen die Gesamtheit der psychischen Vorgänge dar, die dazu dienen, Informationen aufzunehmen, sie zu verarbeiten, zu speichern, abzurufen und weiterzuverwenden. Bekannte Beispiele dafür sind Konzepte wie Intelligenz, Kreativität, Vorstellungen, Entscheidungen, Urteile und das Erinnern sowie Vergessen.

Interessanterweise waren einige der wichtigsten Begründer der zweiten Welle Psychologen, die sich zunächst mit der Psychoanalyse beschäftigten, nur um sich dann später den kognitiven Modellen zuzuwenden. Hierin könnte man den Grund dafür sehen, dass sie innere Vorgänge nicht, wie ursprünglich in der klassischen und operanten Konditionierung vorgesehen, als eine Art schwarze Box verstehen wollten, die zwar nicht geleugnet werden sollte, in die man aber keinen objektiven Einblick gewinnen konnte.

Die Psychoanalyse beschäftigte sich viel mit inneren Vorgängen. Konzepte wie Freuds Traumanalyse oder sein Eisbergmodell sind sehr bekannt geworden – das Problem ist nur, dass sie sich schwer belegen oder widerlegen lassen und damit in der Wissenschaft eher problematische Annahmen sind. Die kognitiven Ansätze hatten also zum Ziel, auch innere Prozesse näher zu beleuchten, das aber auf eine wissenschaftlich korrekte Weise. Das bedeutet, dass alle Theorien in Experimenten geprüft werden können und müssen, um weiterhin akzeptiert zu werden.

GRUNDLAGEN DER KOGNITIVEN MODELLE

Ganz allgemein gehen kognitive Theorien davon aus, dass das Verhalten eines Menschen nicht nur als Reaktion auf einen Reiz folgt, sondern dass Verhalten, Erleben und Körperreaktionen auch maßgeblich von Kognitionen beeinflusst werden. Der erste Prozess verläuft dabei „von oben nach unten", das heißt, dass Wahrnehmungen über die Sinnesorgane zum Gehirn geleitet werden. Dort werden sie verarbeitet und interpretiert. Erst dann folgt eine Reaktion auf das äußere Ereignis. Interpretationen sind deswegen relevant, weil sie das folgende Verhalten maßgeblich beeinflussen.

Wenn Sie von einem anderen Menschen angeschrien werden, könnten Sie die Situation interpretieren, indem Sie sich selbst die Schuld am Verhalten des anderen zuschreiben: Sie könnten annehmen, dass Sie einen Fehler gemacht und Ihr Gegenüber damit verärgert haben. Als Folge würden Sie sich wahrscheinlich entschuldigen und Emotionen wie Scham oder Schuld fühlen. Interpretieren Sie Ihr Gegenüber aber als cholerisch oder unfreundlich und sehen die Schuld darin, dass Sie es einfach mit einem unangenehmen Menschen zu tun haben, dann werden Sie sich nicht schlecht fühlen: Stattdessen werden Sie ärgerlich werden, sich ungerecht behandelt fühlen und den anderen gegebenenfalls ebenso anschreien oder den Konflikt auf andere Art und Weise lösen.

Ein weiteres, wichtiges Prinzip ist die Verfestigung der Wahrnehmungen. Das bedeutet, dass Ereignisse und deren Interpretationen auf Dauer behalten werden können. Das heißt, dass bestimmte Wahrnehmungen zu Grundüberzeugungen, Schemata oder Lebensregeln werden können, die dann die Interpretation eines neuen Ereignisses maßgeblich beeinflussen. Wer häufig von anderen Menschen ausgeschimpft oder schlecht behandelt wird, der könnte zu der Grundüberzeugung kommen, alle anderen Menschen seien schlecht und wollten ihm nichts Gutes. Bei einem Schema wäre das ganz ähnlich. Schemata helfen uns immer dann, wenn bestimmte Ereignisse nicht eindeutig sind und Lücken lassen, die wir füllen müssen, um die Situation sinnvoll interpretieren zu können. Ein gutes Beispiel dafür wäre das gelernte Modell, dass Professoren an der Universität in der Regel einen Anzug tragen, die Studierenden in den meisten Fällen aber nicht - außerdem werden die Studierenden sitzen, der Dozierende steht am Rednerpult und spricht zu ihnen. Kommen Sie nun neu in den Raum und kennen niemanden, dann werden Sie trotzdem innerhalb weniger Sekunden zwischen Lehrendem und Studierenden unterscheiden können, eben anhand oben aufgestellter Regeln. Schemata sind also eine Art Abkürzung, die uns erlaubt, Situationen zu verstehen, ohne dafür alle Informationen zu benötigen - Sie müssen nicht jede im Raum anwesende Person fragen, ob sie nun Student oder Dozierender ist.

Auch Lebensregeln formen sich durch wiederkehrende Situationen und deren Interpretation; wer zum Beispiel häufig zu spät kommt und daraus verschiedene Nachteile erhält, der könnte zu der Regel „Der frühe Vogel fängt den Wurm“ kommen.

Grundüberzeugungen, Schemata und Lebensregeln bilden dann für jeden Menschen eine individuelle Brille, durch die er auf das Leben blickt und die seine Weise beeinflusst, Ereignisse zu bewerten. Diese Brille gibt dann zum Beispiel die Antwort auf die Frage „Ist das Glas halb voll oder halb leer?“. Außerdem funktioniert sie wie eine Art Scheinwerfer: Sie beeinflusst, auf welche Aspekte wir das Licht werfen, was wir dementsprechend wahrnehmen und was wir weglassen. Die meisten Situationen sind zu komplex, um jedes Detail zu verarbeiten, deswegen benutzen wir den Scheinwerfer und nehmen nur für uns wichtige Reize wahr. Während ein Mensch seinen Scheinwerfer auf die ärgerliche Person vor sich richtet, die gerade die Wut an ihm auslässt, scheint das Licht eines anderen Menschen eher auf den Stress, den diese ärgerliche Person gerade durchmacht. Die

Interpretationen wären dementsprechend unterschiedlich: Wer das Licht nur auf die Person richtet, der wird zu dem Schluss kommen, es handelt sich um einen zornigen und unangenehmen Menschen; wer hingegen auch die äußeren Umstände beleuchtet, der wird dazu kommen, dass die Situation wahrscheinlich zu der Wut geführt hat und die ärgerliche Person einfach nur einen schlechten Tag hat.

Dieses Scheinwerferlicht kann auch auf einer höheren Ebene Bedeutung haben: So sehen einige Menschen stets das Positive, bei anderen Personen liegt der Fokus immer auf den negativen Aspekten. Für die positive Person könnte die Trennung von einem Partner als eine Chance gesehen werden, die eine neue Tür mit mehr Glück und Lebensfreude öffnet und sie aus den alten Schranken löst, während die negative Person den Verlust im Fokus behalten wird und sich darauf konzentriert, was sie verloren hat und was sie nie ersetzen können wird.

Die Idee ist, dass ein Mensch nicht dazu in der Lage ist, seine Umwelt rein objektiv wahrzunehmen und zu beurteilen. In seiner Informationsaufnahme und -verarbeitung ist er bereits beeinflusst durch seine lebensgeschichtlichen Erfahrungen. Was er also stattdessen wahrnimmt, ist seine subjektive Realität - jeder Mensch konstruiert seine eigene Welt.

Es gibt ein schönes Experiment für zu Hause, das gut belegen kann, dass Gedanken tatsächlich das Verhalten beeinflussen können, denn häufig glauben Menschen nicht daran, dass innere Prozesse einen so großen Einfluss haben. Stellen Sie sich zunächst eine Zitrone vor, die Sie in Ihrer Hand halten: Denken Sie sehr genau daran, wie sie aussieht, wie schwer sie in Ihrer Hand liegt und wie sie sich auf Ihrer Haut anfühlt. Und nun stellen Sie sich vor, wie Sie in eben jene Zitrone beißen - die meisten Menschen werden jetzt das Gesicht verziehen, als hätten sie tatsächlich in eine saure Zitrone gebissen, dabei haben sie sich die Frucht nur vorgestellt. Ihre Gedanken können sehr mächtig sein, daran sollten Sie sich immer erinnern.

Lernen

Das Lernen an sich ist ein wichtiges Konzept in kognitiven Ansätzen, weil es erklärt, wie ein Verhalten zustande kommt. Ganz allgemein kann das Lernen dabei als ein Prozess definiert werden, der auf Erfahrungen, Beobachtungen und Übung beruht. Wichtig ist, dass der Prozess zu anhaltenden Änderungen führt - diese können sich im zukünftigen Verhalten oder in den kognitiven Prozessen äußern.

Damit es nicht so abstrakt bleibt, kann das Lernen an einem Beispiel verdeutlicht werden: Zunächst wird ein Kind mit einem unbekannten Tier konfrontiert. Die Mutter zeigt dann auf das Tier und sagt „Katze", das Kind nimmt sowohl das Tier als auch die Aussage der Mutter wahr. Diese Sinneseindrücke verarbeitet es dann und verknüpft sie miteinander; wahrscheinlich wird es in der Zukunft auch noch weiteren Katzen begegnen, die von der Mutter immer wieder als solche benannt werden. Durch dieses Wiederholen und dadurch, dass das Kind selbst üben wird - also die Tiere als Katzen benennen wird - wird eine bleibende Gedächtnisspur aufgebaut. Das verändert die Kognition des Kindes, denn Katzen sind nicht länger unbekannte Tiere, sondern eben Katzen. Und das könnte potenziell auch das Verhalten ändern, denn zukünftig ist das Kind in der Lage, den Vierbeiner selbstständig zu benennen.

Wichtig dabei ist nicht nur die Verknüpfung der beiden Reize, also dem Tier und dem Wort der Mutter. Kognitive Ansätze berücksichtigen auch viele weitere Einflüsse, wie zum Beispiel die Rolle der Mutter und die emotionale Nähe zu ihrem Kind. Außerdem können weitere Formen des Lernens erarbeitet werden, wie zum Beispiel das Lernen, indem man Texte liest, selbst gesteuertes Lernen und Transferwissen. All diese Vorgänge können größtenteils durch Erfahrung, Beobachtung und Übung erklärt und vorhergesagt werden. Dafür ein weiteres Beispiel: Textlernen ist durch viele Wiederholungen, verbunden mit Übung, sehr effektiv. Wer einen Text immer wieder liest, wird sich wichtige Aspekte nach einiger Zeit behalten.

Modelllernen

In diesem weiteren, sehr wichtigen Konzept wird angenommen, dass ein Mensch nicht nur durch sein eigenes Verhalten lernen kann, sondern auch, indem er andere Menschen dabei beobachtet, wie sie Dinge tun und welche Konsequenzen das für sie hat. Das Lernen durch Beobachtung wird durch kognitive Prozesse vermittelt und folgt vier Grundannahmen:

Zum einen ist Aufmerksamkeit entscheidend. Das heißt, dass die Person, die lernen soll, ihrem Modell auch Beachtung schenken und das relevante Verhalten beobachten muss. Aufmerksamkeit ist abhängig von anderen Faktoren, dazu zählen beispielsweise emotionale Bindung. Wenn eine uns wichtige Person ein bestimmtes Verhalten zeigt, werden wir es mit höherer Wahrscheinlichkeit übernehmen als bei einem Menschen, den wir kaum kennen oder nicht mögen.

Zudem ist es wichtig, dass das Verhalten auch behalten wird. Das heißt, dass die lernende Person sich auch zu einem späteren Zeitpunkt noch an das erinnert, was sie in Zukunft machen soll. Im besten Fall wird die Gedächtnisspur vom Kurzzeit- ins Langzeitgedächtnis überführt und damit langfristig erinnert. Außerdem ist entscheidend, dass das neu Gelernte reproduziert wird. Das bedeutet, dass das neue Verhalten nicht nur erinnert, sondern später auch angewendet wird, damit das Lernen vertieft wird und die lernende Person selbst die Konsequenzen des Verhaltens erfährt. Auch hier gibt es verschiedene Bedingungen, die beeinflussen können, ob ein Mensch das Verhalten eines anderen tatsächlich nachahmt oder nicht – das können zum Beispiel weitere anwesende Personen und deren Verhalten sein. Wenn eine Gruppe von Menschen beobachtet, wie eine andere Person etwas macht, und die ganze Gruppe dann das Verhalten nachahmt, wird es auch für den Einzelnen wahrscheinlicher, dass das Gelernte reproduziert wird.

Die letzte wichtige Grundannahme ist die Motivation. Hierbei spielt es eine Rolle, ob das Individuum die direkten Konsequenzen anstrebt und sie förderlich findet, ob es eine Belohnung oder Bestrafung erhält und ob es sich dann auch dazu entscheidet, das Verhalten längerfristig zu zeigen. In der Regel kann sich hier gefragt werden, ob sich das neue Verhalten „lohnt" oder nicht.

In einem klassischen Experiment konnte sehr eindrucksvoll gezeigt werden, dass das Modelllernen nicht nur eine Theorie ist, sondern auch in der Praxis Anwendung findet. Man zeigte dazu zwei Gruppen von Kindern Videos, in denen ein Erwachsener mit einer Puppe spielte. In einem der Videos wurde die Puppe angeschrien und getreten, außerdem setzte sich der Erwachsene auf die Puppe und schlug mit einem Hammer auf sie ein. In dem zweiten Video verhielt er sich friedlich gegenüber der Puppe. Im nächsten Schritt wurden die Kinder in einen Raum geführt, in dem sie genau die Puppe vorfanden, mit der im Video gespielt wurde. Und tatsächlich: Die Kinder, die das aggressive Verhalten beobachtet hatten, gingen auch gröber mit der Puppe um, schlugen und traten sie. In der anderen Gruppe war das nicht der Fall.

In einem weiteren Experiment konnte anschließend gezeigt werden, dass nicht nur das Verhalten des Modells an sich wichtig war, sondern auch die Konsequenzen, die der Erwachsene erfuhr. Wieder wurden Kinder in zwei Gruppen geteilt, nun sahen aber alle Videos, in denen der Erwachsene die Puppe malträtierte. Der Unterschied sah wie folgt aus: In einer Gruppe wurde der Erwachsene im Anschluss für sein Verhalten gelobt, in der anderen wurde er bestraft. Das hatte zur Folge, dass Kinder, die gesehen hatten, wie der Erwachsene gelobt wurde, aggressiver mit der Puppe umgingen und dass Kinder, die durch das Video von der Bestrafung erfahren hatten, eher dazu neigten, friedlich gegenüber der Puppe zu sein. Insgesamt konnte also bewiesen werden, dass für das Lernen nicht unbedingt erforderlich ist, selbst belohnt oder bestraft zu werden, sondern dass es ausreicht, die Konsequenzen eines Verhaltens bei einem Stellvertreter zu beobachten.

Handlungsfreiheit

Die kognitive Wende hat die Verhaltenstherapie nicht nur um die kognitiven Prozesse erweitert. Wie bereits erwähnt, werden innere Prozesse nicht mehr als schwarze Box verstanden und das Menschenbild hat sich damit von einer Reiz-Reaktions-Maschine hin zu einem selbstständig agierenden Wesen gewandelt. Das heißt, dass kognitive Psychologen davon ausgehen, dass der Mensch seine Umwelt selbstständig beeinflussen und damit auch konstruieren kann – er ist ihr nicht völlig hilflos ausgeliefert. Das gibt ihm die Möglichkeit, sowohl seine Umwelt als auch sich selbst neu zu formen. Er kann dies tun, so oft er möchte; er kann sich also immer und immer wieder neu formen, wenn er das Gefühl hat, nicht in seine Umwelt oder zu seinen eigenen Ansprüchen zu passen.

Kognitive Prozesse bieten sowohl Freiheit – sie erlauben einer Person, sich mit ihrer Umgebung auseinanderzusetzen, sie zu interpretieren und die Bedeutung von Ereignissen für sich selbst einzuordnen – als auch Einschränkungen. Diese liegen darin, dass ein Mensch nicht aus seiner selbstkonstruierten Wirklichkeit heraustreten kann. Bei der Problemlösung stehen ihm also beispielsweise nur die Alternativen zur Verfügung, die ihm selbst bekannt sind und die ihm zum Zeitpunkt des Problems einfallen, die er für realistisch hält und von denen er denkt, sie ausführen zu können – und das völlig unabhängig davon, ob es in einer objektiven Realität nicht noch viel bessere Lösungen gäbe.

FÜR IHREN ALLTAG

Um die Prinzipien der zweiten Welle der kognitiven Verhaltenstherapie sinnvoll in Ihren Alltag integrieren zu können, sollten Sie sich zunächst das Konzept der Handlungsfreiheit vor Augen halten. Erinnern Sie sich daran, dass Sie Ihrer Umwelt nicht hilflos ausgesetzt sind und ein selbstbestimmter Akteur sind, der dazu in der Lage ist, auf sein Umfeld und auf seine Mitmenschen einzuwirken, der Handlungen gezielt einsetzen und Probleme lösen kann. Sie selbst entscheiden, was Sie tun und welche Alternative Sie wählen. Außerdem sind Sie dazu in der Lage, sich selbst zu erkennen und Ihr Selbst zu modifizieren, wenn Sie das denn tun möchten.

Sie können sich zusätzlich hin und wieder daran erinnern, dass Ihr Kopf nicht nur ein Werkzeug zu mehr Freiheit ist, sondern auch die größte Einschränkung darstellt, der Sie ausgeliefert sind. Wenn Sie vor einer schwierigen Entscheidung stehen, kann es also helfen, auch andere um Rat zu fragen, weil diese oft einen anderen Blickwinkel auf Probleme haben und Alternativen nennen, die Ihnen gar nicht in den Sinn gekommen wären.

In Streitsituationen sollten Sie sich darauf zurückbesinnen, dass es keine objektive Realität gibt und jeder von uns seine Welt selbst formt – versuchen Sie also, Ihre Realität mit der Ihres Gegenübers zu vergleichen und zu erkennen, ob es wesentliche Unterschiede gibt, die zu Missverständnissen führen können. Sie haben die Kontrolle über Ihre Entscheidungen – und Sie entscheiden auch, worauf Sie Ihr Scheinwerferlicht richten. Wenn Sie das Gefühl haben, Ihnen widerfährt ständig nur Schlechtes, treten Sie einen Schritt zurück und erinnern Sie sich daran, dass Sie nicht dazu in der Lage sind, alle Reize, die auf Sie einströmen, wahrzunehmen. Alles, was Sie wahrnehmen, ist nicht alles, was geschieht – gehen Sie in der Rückschau also noch einmal Ihren Tag durch und versuchen Sie, sich bewusst an Gutes zu erinnern, das Ihnen widerfahren ist.

Dabei kann es helfen, ein kleines Tagebuch zu führen, in dem Sie jeden Tag drei Dinge aufschreiben, für die Sie dankbar sind. Setzen Sie sich am Abend bewusst fünf Minuten lang hin und richten Ihr Licht auf die erfreulichen Dinge des Tages. Beleuchten Sie auch die Kleinigkeiten, die wir sonst so häufig übersehen: Hat Ihnen jemand ein Lächeln geschenkt? Haben Sie etwas Neues gelernt? Gab es irgendetwas, was Sie hat lachen lassen? Bei dieser Übung geht es darum, Negatives für den Augenblick im Schatten zu lassen. Auch wenn es oft leichter fällt, sich an all das zu erinnern, was an einem Tag schiefgelaufen ist, sollte Ihr Fokus jetzt ganz allein auf den Dingen liegen, die Sie erfreut haben.

Es kann außerdem förderlich sein, sich Vorbilder zu suchen, die Sie inspirieren und an denen Sie sich orientieren können. Das geht mit dem Modelllernen einher: Wir können auch stellvertretend lernen. Beobachten Sie also Menschen, die Dinge tun, die Sie auch gern tun würden; die besonders inspirierend, fokussiert oder produktiv sind. Sie können zusätzlich notieren, welche Konsequenzen das Verhalten für die beobachtete Person hat und welche positiven Effekte das auf Sie und Ihr Leben haben könnte. Dabei sollten Sie beachten, dass Menschen in der Regel besser lernen, wenn sie Personen beobachten, die ihnen nahestehen. Auch wenn der eine oder andere Prominente sicherlich sehr inspirierend ist, ist es empfehlenswert, wenn Sie sich auch in Ihrem näheren Umfeld nach Menschen umschauen, von denen Sie lernen können. Auf der anderen Seite sollten Sie sich bewusst sein, dass auch Sie jederzeit ein Modell für Ihre Mitmenschen sein können, selbst wenn Sie das gar nicht beabsichtigen. Kinder lernen viel von ihren Eltern, indem sie sie einfach nur beobachten und später dann imitieren.

Aber auch in kleineren sozialen Interaktionen kann Ihr Verhalten von Bedeutung sein: Wenn Sie beispielsweise Müll auf die Straße werfen und dabei von jemandem beobachtet werden, könnte das zur Folge haben, dass Ihr Beobachter auch damit anfängt, die Umwelt zu verschmutzen. Immerhin hatte Ihr Verhalten in dem Fall keine negativen Konsequenzen und war wahrscheinlich sogar ein bisschen bequemer als zum Mülleimer zu gehen, der ein paar Schritte entfernt stand. Menschen sind sehr soziale Wesen und unser Einfluss ist oft größer, als wir uns vorstellen können – in diesem Fall sollten Sie also mit gutem Beispiel vorangehen und den Müll umweltbewusst entsorgen, denn wahrscheinlich könnte jemand von Ihnen lernen.

Eine letzte Botschaft, die Sie aus der kognitiven Wende mitnehmen sollten: Lernen funktioniert am besten durch Übung. Gedächtnisspuren können sich am sichersten aufbauen, wenn sie immer wieder genutzt werden, wenn Sie abgerufen und wieder angesprochen werden. Das heißt, dass Sie neue Dinge am besten dann lernen, wenn Sie sie regelmäßig üben und geduldig mit sich selbst und Ihren Fähigkeiten sind.

EINSCHRÄNKUNGEN DER ZWEITEN WELLE

Die zweite Welle der Verhaltenstherapie konnte viele Schwächen der ersten Welle adressieren und ausbessern. Die Einschränkungen, die trotzdem bleiben, sind dementsprechend geringer und oftmals auch einzelfallabhängig, sollten aber trotzdem erwähnt werden. In einer Therapie ist der Veränderungsdruck häufig groß. Das bedeutet, dass fehlangepasstes Verhalten erkannt und dann verbessert werden soll, aber auch Denkfehler werden benannt und nach und nach korrigiert. Der ständige Drang, Gewohntes zu verändern und neue Muster aufzubauen, kann in einigen Menschen ein Gefühl von Druck auslösen oder zu Reaktanz führen. Reaktanz ist der Widerstand gegen subjektiv wahrgenommenen Beeinflussungsdruck – wir kennen das zum Beispiel aus dem Alltag, wenn uns eine Produktwerbung so sehr nervt, dass wir das Produkt dann mit Absicht nicht kaufen.

Oft wird der Fokus auf Handlungen gelenkt. In der kognitiven Verhaltenstherapie ist man ständig damit beschäftigt, Dinge zu tun, zu lernen und zu verbessern – auch das kann Stress auslösen. Genau diese Probleme können aber angesprochen und verändert werden, wenn man einen genaueren Blick auf sie wirft.

3. Die dritte Welle der Verhaltenstherapie

Im Gegensatz zu ihren Vorgängern ist die dritte Welle der Verhaltenstherapie eine ziemlich moderne Wende in der Psychotherapie. Ihre Ideen und Konzepte wurden erst in den letzten Jahrzehnten verbreitet und genauer erforscht - die Forschung ist dabei so jung, dass es einige Konzepte gibt, die immer noch durch Experimente näher beleuchtet und verstanden werden müssen.

Die dritte Welle wendet sich dabei gegen die Probleme der zweiten Welle und nutzt Konzepte aus anderen Kontexten, die sich über mehrere Jahrhunderte bewährt haben, aber selten in einem psychotherapeutischen Rahmen betrachtet wurden. Da diese Richtung der Therapie so neu ist, hat sie auch einen großen Einfluss auf die aktuelle Popkultur - Sie werden von vielen Konzepten bestimmt schon einmal gehört oder sie selbst ausprobiert haben. Die Beliebtheit der Verfahren ist dabei so groß, dass es zahlreiche Apps und Internetseiten gibt, die beim Praktizieren helfen sollen. Das Erlernen der Techniken wird außerdem häufig in Workshops und Kongressen angeboten. Es gibt viele Weiterbildungen und kurze Anleitungen, die dabei helfen sollen, die neue Therapierichtung in den Alltag zu integrieren.

Auch in der Wissenschaft sind die neuen Verfahren sehr populär und werden immer häufiger erforscht. Weil die Ansätze so vielfältig sind, stehen viele Erklärungen noch aus.

GRUNDLAGEN DER DRITTEN WELLE

Die dritte Welle der Verhaltenstherapie bedient sich an fernöstlichen Konzepten der Meditation. Dabei werden Praktiken, die vor allem im Buddhismus bekannt sind, aus ihrem religiösen Kontext gelöst und stehen somit einer breiteren Masse an Menschen zur Verfügung. Das soll zur Konsequenz haben, dass Menschen, die mit Schmerz, Stress, Verunsicherung und Leiden leben, von diesen Beschwerden befreit werden können, und das völlig unabhängig davon, welcher Religion sie angehören – wirksame Mechanismen sollen an all diejenigen vermittelt werden, die sie benötigen.

Insgesamt geht es darum, die Akzeptanz für das eigene innere Leben zu fördern und damit dem ständigen Druck nach Veränderung entgegenzuwirken. Die Therapie wird nicht länger als reine Methode zur Veränderung verstanden, sondern soll sich auf einem Spektrum zwischen Akzeptanz und Verbesserung anordnen.

Es wird davon ausgegangen, dass nicht die Symptome der psychischen Störung an sich das Problem sind, sondern dass das Leiden erst dadurch entsteht, dass Menschen vermehrt versuchen, die Symptome zu kontrollieren und zu vermeiden, wodurch sie sie indirekt verstärken und mehr Kontrolle und Vermeidung erforderlich werden; ein Teufelskreis, aus dem sich ein Individuum nur schwer lösen kann.

Die Praktiken, die eingesetzt werden, um diesen Teufelskreis zu durchbrechen, sollen aber nicht wie eine Art Droge wirken, die uns lediglich dabei hilft, unsere Probleme zu vergessen. Stattdessen soll sich der Mensch mit seinem Inneren konstruktiv auseinandersetzen. Diese Auseinandersetzung hat das Ziel, dass eine Person Probleme erkennt und zu verstehen lernt, was sie tun muss und was sie nicht mehr tun sollte, um ihre Konflikte zu lösen und mit sich selbst und ihrer Umwelt ins Reine zu kommen.

Achtsamkeit

Wie bereits beschrieben, befinden sich Menschen häufig im Handlungsmodus. Das bedeutet, dass unser Kopf oft voll ist mit all den Dingen, die wir noch erledigen müssen, wir beschäftigen uns mit Sorgen und Konflikten und haben immer den Drang danach, möglichst produktiv zu sein, möglichst viel zu leisten und einfach immer etwas zu tun. Besonders prägnant ist dabei das Grübeln über die Vergangenheit: Oft denken wir über Dinge nach, die in junger oder ferner Vergangenheit liegen, die wir bereuen und die wir gern anders gemacht hätten. Wir quälen uns mit Selbstvorwürfen und schämen uns, weil wir längst vergangene Situationen gedanklich ein weiteres Mal durchleben.

Wenn wir nicht gerade damit beschäftigt sind, uns Vorwürfe wegen vergangener Fehler zu machen, dann neigen viele Menschen dazu, sich Sorgen um die Zukunft zu machen. Wir beschäftigen uns mit Ereignissen, die noch ausstehen und mit all den Dingen, die bei diesen Ereignissen schiefgehen könnten. Wir haben Angst vor der politischen und wirtschaftlichen Entwicklung der kommenden Jahre, machen uns Sorgen darüber, ob wir unseren Arbeitsplatz behalten, und fragen uns, ob es unseren Kindern auch in Zukunft noch gutgehen wird.

Was sowohl Vergangenheit als auch Zukunft gemeinsam haben: Durch unsere Sorgen und Zweifel lassen sie sich nicht beeinflussen. Wir können nicht mehr verändern, was wir bereits getan haben, und wir haben mit Sorgen auch keine Kontrolle darüber, was in einigen Tagen, Wochen oder Jahren passieren wird. Außerdem lenkt diese übermäßige gedankliche Beschäftigung mit Vergangenheit und Zukunft uns von einem anderen, viel wichtigeren Aspekt ab: der Gegenwart. Oft verlieren wir den Fokus auf das Hier und Jetzt, finden uns gar nicht mehr richtig in dem jetzigen Moment wieder und sind gedanklich sehr weit weg. Dabei ist es immer der aktuelle Augenblick, der von Bedeutung ist: Nur hier können wir aktiv werden, nur hier können unsere Handlungen eine Veränderung hervorrufen und dadurch unsere Probleme bekämpfen. Dass wir mit dem Kopf aber so selten im Hier und Jetzt sind, das ist die Wurzel für mehr Sorgen und Zweifel. Es verhindert, dass wir aktiv werden, und wir verpassen damit die Chance, tatsächlich etwas zu ändern.

Diesem Verhalten steht die Achtsamkeit entgegen. Sie beschreibt eine spezielle Form der Aufmerksamkeitslenkung auf das Hier und Jetzt. Das bedeutet, dass der Mensch den Augenblick bewusst wahrnehmen, aber nicht bewerten soll. Stattdessen nimmt er eine akzeptierende und neugierige Haltung seiner Erfahrung gegenüber ein.

Die Aufmerksamkeit wird dabei ganz bewusst auf verschiedene Objekte gelenkt, dazu zählen beispielsweise eigene Körperempfindungen, aber auch die Atmung oder Geräusche, Gedanken und Gefühle.

Wichtig dabei sind Konzentration und Einsicht. Zunächst wird eine geistige Stabilität erzeugt. Der Mensch soll also lernen, der ständigen Beschäftigung mit Vergangenheit und Zukunft bewusst entgegenzutreten. Ist er dann dazu in der Lage, die Aufmerksamkeit fortlaufend mit ruhigem und klarem Geist dem Objekt zu schenken, das er betrachten möchte, wird die Qualität der zu erforschenden Erfahrung bedeutend. Taucht beispielsweise eine schmerzhafte Empfindung auf, dann soll sie bewusst als solche registriert werden. Die geistige Haltung soll dabei offen und neugierig bleiben, die Aufmerksamkeit soll nicht von der Empfindung weichen.

Es kann helfen, sich innerlich zu vergegenwärtigen „Das ist Schmerz“. Dann geht es darum, bei der Schmerzerfahrung zu bleiben und den eigenen Geist wie eine Art Außenstehender zu beobachten: Welche Gedanken kommen im Zusammenhang mit der schmerzhaften Erfahrung auf? Welche Handlungsimpulse entstehen? Welche Emotionen treten auf? All diese Fragen sollen zu einer Einsicht führen, die dann zum Beispiel wertende oder analytische Gedankengänge aufdecken kann. Sehr verbreitet sind Gedanken wie „Vielleicht ist meine Körperhaltung falsch“ oder „Jetzt spüre ich schon wieder Schmerz, obwohl ich das mit der Achtsamkeit schon so lange übe. Bringt das alles überhaupt etwas?“

Die Handlungsimpulse, die daraus entstehen, sind dann in der Regel, aufzustehen und eine andere Haltung einzunehmen oder die Achtsamkeitsübung zu beenden. Nachdem der Übende diese Impulse erkannt hat, hat er die Möglichkeit dazu, sich bewusst zu entscheiden, ihnen nachzugehen oder weiter im Augenblick zu verweilen. Durch die Achtsamkeit hat er die Chance, zu reflektieren, welches Verhalten am besten für ihn wäre und stärkt dabei seine Konzentration und seine Fähigkeit, Erfahrungen wertfrei zu erforschen.

Am Ende all dieser Übungen soll die Erkenntnis stehen, dass jeder Augenblick einmalig ist. Alles, was wir erleben, ist im selben Moment auch schon wieder Vergangenheit und damit ultimativ vergänglich, einzigartig und unwiederbringlich.

Zu den Verfahren der Achtsamkeit gehören dabei Atemübungen (man konzentriert sich bewusst auf das Ein- und Ausatmen), nichtwertendes Beobachten des eigenen Geistes, Body-Scan-Übungen, Achtsamkeit im Alltag wie zum Beispiel achtsames Zähneputzen oder Laufen, aber auch Meditation und Yoga. Wichtig dabei ist, dass es sich um eine Fertigkeit handelt, die man üben und trainieren kann. Es ist also ähnlich wie bei Sport oder künstlerischen Tätigkeiten: Nur mit genügend Übung wird man besser – und nur so kann das mit der Achtsamkeit auch funktionieren. Es ist entscheidend, die Achtsamkeit in den Alltag zu integrieren und folglich immer und immer wieder zu praktizieren, um nachhaltige Effekte zu erzielen.

Akzeptanz

Für die meisten Menschen ist es ganz selbstverständlich, dass sie Gedanken, Gefühle und Geschehnisse direkt bewerten, sie in Gut und Schlecht einteilen, um sie dadurch besser einordnen zu können. Das hat dann zur Folge, dass wir angenehme Ereignisse wiederholen wollen, während wir Unangenehmes sehr schnell vermeiden oder verdrängen. In uns kommt das Bedürfnis auf, schlechte Gefühle und Gedanken von uns fernzuhalten, sie also wegzuschieben und sich nicht länger mit ihnen zu befassen, damit sie unsere Stimmung nicht nach unten drücken oder uns Sorgen bereiten.

In den meisten Fällen ist das aber nicht sonderlich hilfreich: Gedanken und Gefühle, die wir unterdrücken wollen, kommen oft nach einiger Zeit wieder und sind dann sogar noch stärker und noch aufdringlicher, haben also einen viel gravierenderen Effekt als am Anfang. Versuchen wir dann erneut, sie von uns zu schieben, brauchen wir dafür wesentlich mehr Energie – und im Anschluss werden sie wieder stärker zurückkommen.

Bildlich können Sie sich das in etwa so vorstellen, als wollten Sie einen Ball unter Wasser drücken. Es funktioniert, Sie können ihn auch unter Wasser halten, wenn Sie wollen, aber es verbraucht sehr viel Energie und je stärker Sie drücken, desto schwieriger wird es, den Ball unten zu halten. Wenn Sie ihn dann einmal loslassen, kommt er an die Oberfläche und reißt das Wasser aus der Tiefe direkt mit sich; Ihr Versuch war also vergebens.

Akzeptanz ergibt sich aus der Bereitschaft, Ereignisse, Gefühle und Gedanken so, wie sie sind und ohne Ablehnung aktiv und offen aufzunehmen und zu erleben. Es ist wichtig, dass das nicht nur angenehme Erfahrungen betrifft, sondern dass auch Unangenehmes in dem Moment, in dem es auftritt, offen aufgenommen und akzeptiert wird. Akzeptanz soll dem menschlichen Bedürfnis entgegenwirken, jederzeit alles kontrollieren zu wollen. Es ist nur allzu verständlich, dass wir negative Ereignisse gerne vermeiden würden, dass uns im besten Fall immer nur Gutes zustoßen würde, aber das ist im Alltag leider nicht realistisch, so sehr wir uns auch darum bemühen. Selbst modernste Techniken und künstliche Intelligenz können die Zukunft nicht vorhersagen, auch wenn es gute Annäherungen und Modelle gibt, die das versuchen – am Ende gibt es immer zu viele unbekannte Variablen, zu viele Faktoren, die sich nicht kontrollieren lassen und die zu einem radikal anderen Ergebnis führen. Wir müssen uns also eingestehen, dass es nicht in unserer Hand liegt, Vorhersagen zu treffen, die über das Hier und Jetzt hinausgehen – und dass uns auch negative Ereignisse heimsuchen werden.

Der Unterschied liegt nun aber darin, ob ich die S-Bahn verpasse und mich furchtbar darüber aufrege, bis die nächste Bahn einfährt und ich meine Reise fortsetzen kann, oder ob ich das Verpassen der S-Bahn so akzeptiere, wie es gekommen ist, weil ich es ohnehin nicht mehr ändern kann, und die Zeit, in der ich auf die nächste S-Bahn warte, sinnvoll nutze.

FÜR IHREN ALLTAG

Es gibt ein breites Spektrum an Achtsamkeitsübungen, die sich gut in das tägliche Leben integrieren lassen und die für weniger Stress sorgen können. Dabei gilt, dass es nicht ein Rezept für alle gibt; während die eine Übung für eine Person wahnsinnig gut funktionieren mag, kann sie für einen anderen gänzlich ungeeignet sein. Beobachten Sie sich also selbst, während Sie die Übungen ausführen, und lernen Sie sich und Ihren Geist besser kennen, um festzustellen, was bei Ihnen hilft und wovon Sie weniger profitieren.

Stilles Sitzen

Das stille Sitzen ist eine gute Anfängerübung, weil man hierfür keinerlei Hilfsmittel benötig und Achtsamkeit einfach mal für sich ausprobieren kann. Zu Beginn suchen Sie sich einen ruhigen Ort, an dem Sie für eine Weile ungestört bleiben können, und nehmen eine aufrechte Sitzhaltung ein. Es ist dabei egal, ob Sie auf dem Boden, einem Kissen, einem Stuhl oder einem Sofa Platz nehmen, das bleibt völlig Ihnen selbst überlassen. Sie sollten die Augen offen halten und den Blick geradeaus richten. Dann versuchen Sie, sich Ihrer Atmung bewusst zu werden.

Das können Sie machen, indem Sie das Ein- oder Ausatmen zählen oder Ihre Atemzüge mit einem gedanklichen „Ein“ und „Aus“ begleiten. Jeder andere aufkommende Gedanke ist dabei für Sie irrelevant. Sie bewerten ihn nicht und halten ihn nicht fest, stattdessen lassen Sie ihn an sich vorbeiziehen und bleiben mit dem Fokus auf Ihrer Atmung.

Sie sollten sich für diese Übung mindestens acht Minuten Zeit nehmen. Wenn Sie Achtsamkeit schon länger praktizieren oder Sie Freude daran finden, können Sie die Zeit natürlich verlängern.

Gehmeditation

Im Folgenden geht es um eine Übung, die ähnlich wie das stille Sitzen gut für Anfänger geeignet ist, aber vielleicht Personen ansprechen kann, die festgestellt haben, dass das Sitzen nichts für sie ist. Sie kommt aus dem Zen-Buddhismus und ist damit ein fester Bestandteil des buddhistischen Kerns der dritten Welle. Da die Gehmeditation die Gelenke lockern soll, kann sie übrigens auch direkt im Anschluss an das stille Sitzen praktiziert werden. Wenn auch Sie das tun möchten, sollten Sie versuchen, die in der ersten Übung erlangte Achtsamkeit so gut wie möglich beizubehalten, und in einer kurzen Pause nichts zu tun, was Sie in zu viel Aufregung versetzen würde. Sie richten sich auf und laufen ruhig durch das Zimmer – finden Sie ein Tempo, das sich für Sie angenehm anfühlt. Die meisten Menschen fangen mit schnellen Schritten an, die dann nach einigen Runden langsamer werden. Machen Sie sich Ihre Gehbewegung bewusst, achten Sie auf jeden Ihrer Schritte und spüren Sie, wie Ihre Füße auf dem Boden aufsetzen, wie sich der Boden unter Ihnen anfühlt, wie Ihr Körper bei jeder Bewegung auf und ab wippt. Ihre Arme können Sie entspannt unterhalb Ihres Brustkorbs ablegen, entweder auf dem Bauch oder auf dem Rücken, zudem sollte Ihr Kopf leicht geneigt sein.

Gedankliches Fotografieren

Auch hierbei handelt es sich um eine Übung, die sich gut in den Alltag integrieren lässt. Sie brauchen keinerlei Hilfsmittel und nur wenige Minuten – da Achtsamkeit aber nicht schnell zwischendurch praktiziert werden sollte, sollten Sie davon absehen, sie unter Zeitdruck durchzuführen. Wenn Sie einen vollen Tag haben, kann das gedankliche Fotografieren etwa am Abend geübt werden, wenn Sie zur Ruhe kommen möchten, aber nicht viel

Zeit zur Verfügung steht, bevor Sie schlafen wollen.

Begeben Sie sich am besten an einen ruhigen Ort oder einen Platz, an dem Sie sich gut konzentrieren können. Dann schließen Sie die Augen und bewegen sich gedanklich langsam durch den Raum oder durch die Landschaft, in der Sie sich in diesem Moment befinden. Öffnen Sie dann kurz die Augen und stellen sich vor, Sie fotografieren damit den Moment.

Es geht bei der Übung darum, sich auf die gedachten Momentaufnahmen zu fokussieren und gedanklich voll und ganz von dieser Aufgabe eingenommen zu sein. Damit eignet sich diese Achtsamkeitsmeditation besonders gut, um belastende Gedankenspiralen und Grübeln zu durchbrechen und den Geist freizukriegen.

Body Scan

Body Scans gehören zu den beliebtesten Meditationen und sind mittlerweile ziemlich weitverbreitet. Sie sind eine gute Möglichkeit, um Stress loszuwerden, sich seines eigenen Körpers bewusst zu werden und in einen Zustand der Entspannung zu gelangen. Menschen, die sich regelmäßig die Zeit nehmen, diese Übung durchzuführen, sind in der Regel weniger gestresst und profitieren dadurch auch auf körperlicher Ebene: Sie berichten von weniger Schmerzen, besserem Schlaf und weniger Müdigkeit.

Je nachdem, wie viel Zeit Sie mitbringen, kann ein Body Scan zwischen zehn und fünfundvierzig Minuten dauern; Sie können die Dauer natürlich individuell an Ihre Bedürfnisse anpassen. Im ersten Schritt legen Sie sich auf den Rücken und in eine bequeme Position, dafür können Sie Ihr Bett oder eine Yogamatte nutzen. Ihre Beine können Sie ausstrecken oder anwinkeln, abhängig davon, was sich besser für Sie anfühlt. Die Arme legen Sie seitlich neben Ihrem Oberkörper ab. Danach lenken Sie Ihren Fokus zunächst auf Ihre innere Haltung, auf Ihre Gefühle und auf Ihre Gedanken. Wenn Sie bei sich selbst unangenehme Gedanken beobachten, sollten Sie diese keineswegs wegschieben oder sich über sie ärgern; beobachten Sie die

Gedanken, geben Sie ihnen ein bisschen Raum, bis sie von ganz allein weiterziehen.

Im nächsten Schritt sollten Sie anfangen, sich auf Ihre Atmung zu konzentrieren. Achten Sie darauf, langsam ein- und auszuatmen und spüren Sie, wie die Luft in Ihre Lungen hinein und dann wieder herausströmt. Stellen Sie sich vor, dass Ihr Atem wie ein Windhauch durch Ihren Körper fließt und ihn mit Leben füllt. Im Anschluss beginnen Sie, Ihren Körper gedanklich abzutasten. Fangen Sie damit an, Ihre Aufmerksamkeit auf Ihre Zehen zu lenken: In welcher Position stehen sie zueinander? Sind sie angespannt oder ganz locker? Dann gehen Sie weiter zu Ihren Füßen, über Ihre Knöchel zu den Unterschenkeln und so weiter. Es geht darum, dass Sie sich stufenweise Ihren Körper nach oben arbeiten und in jeder Körperregion darauf achten, wie sie sich anfühlt, welche Muskeln gerade entspannt sind und welche unter Spannung stehen und in welcher Position Ihre Gelenke stehen. Sollte Ihnen auffallen, dass Sie mit den Gedanken abschweifen, dann besinnen Sie sich zunächst wieder auf Ihren Atem. Anschließend kehren Sie zu Ihrem Körper zurück und führen den Body Scan fort.

Im letzten Schritt geht es darum, einen Moment lang zu ruhen. Nehmen Sie sich Zeit, um einfach zu entspannen; Sie müssen dabei an nichts Bestimmtes denken und sich auch nicht konzentrieren. Um den Body Scan dann abzuschließen, richten Sie sich langsam auf und kehren Sie zurück in die Umgebung, in der Sie sich befinden. Vielleicht setzen Sie sich zunächst auf und nehmen sich auch in dieser Position noch einmal kurz Zeit, damit Sie verhindern, dass Sie sich zu schnell aufrichten und Ihnen deswegen schwindelig wird.

Wenn Sie daran interessiert sind, den Body Scan langfristig in Ihren Alltag zu integrieren, können Sie Ihre Erfahrung an dieser Stelle auch kurz in ein Tagebuch schreiben. Notieren Sie, was Ihnen aufgefallen ist, ob Ihre Gedanken abgeschweift sind, wie Sie sich bei der Übung gefühlt haben. Damit können Sie dann Ihren Fortschritt beobachten und werden direkt sehen, dass Sie mit der Zeit immer besser werden.

EINSCHRÄNKUNGEN DER DRITTEN WELLE

Es gibt viele spannende Therapieansätze, die sich an den Methoden der Akzeptanz und Achtsamkeit bedienen. Sie alle haben gemeinsam, dass sie das Bewusstsein für das Hier und Jetzt schärfen wollen und dem Menschen vermitteln, dass es Dinge gibt, die er nicht beeinflussen kann und daher akzeptieren sollte. Es gibt in der Praxis sogar schon Therapien, die mit Achtsamkeit und Akzeptanz arbeiten und die einigen Patienten nachhaltig geholfen haben. In den USA sind die Verfahren der dritten Welle noch beliebter als in Deutschland und werden in die moderne Psychotherapie integriert. Wie eine solche Therapie aussehen kann, erfahren Sie in einem späteren Kapitel.

Mit ihren theoretischen Konzepten kann die dritte Welle den Problemen der zweiten Welle entgegentreten, sie hat aber auch einige Baustellen, die es in Zukunft zu adressieren gilt.

Dazu gehört zum einen die Forschung: Die theoretisch angenommenen Konzepte sind oft wenig eindeutig definiert und machen es damit Wissenschaftlern schwer, Experimente zu erstellen, in denen sie geprüft werden können. Ein weiteres Problem in der experimentellen Forschung ist, dass sich einige Konzepte einfach nicht messen lassen – es gibt zum Beispiel kein materielles Äquivalent für Akzeptanz, man kann kein Messgerät anbringen und bestimmen, wie stark oder schwach sie bei einem Menschen ausgeprägt ist. Außerdem ist noch nicht bekannt, ob Achtsamkeit und Akzeptanz wirklich völlig neu sind oder ob es sich nicht doch nur um erweiterte Konzepte und therapeutische Mittel aus der zweiten Welle handelt, die jetzt eben unter einem anderen Namen verbreitet werden.

Bis jetzt ist auch noch keine Grenzziehung bekannt; das heißt, dass es noch zu wenig praktische Erfahrung gibt, um einschätzen zu können, ob Methoden der dritten Welle als Prävention oder als Therapie genutzt werden sollten. Der Unterschied ist aber sehr wichtig: In der Prävention geht es darum, Krankheiten entgegenzuwirken, bevor sie überhaupt auftreten, indem Risikofaktoren abgebaut oder Sicherheitsfaktoren aufgebaut werden.

Risikofaktoren für diverse psychische Erkrankungen können zum Beispiel Stress, traumatische Erfahrungen und genetische Vorbelastung sein. Sicherheitsfaktoren sind ein stabiles soziales Umfeld, ein gesichertes Einkommen und gute Bildung. Sollten sich Verfahren der dritten Welle vor allem für präventive Maßnahmen eignen, ist es wichtig, sie auch als solche anzubieten. Man müsste also Menschen mit Angeboten ansprechen, die noch keine psychische Erkrankung haben, die aber verschiedenen Risikofaktoren ausgesetzt sind oder die ein geringes Maß an Sicherheitsfaktoren haben. Wenn die Methoden nur hierfür geeignet sind, hätten sie nach dem Ausbruch einer Krankheit nur noch einen geringen Wert – sie kämen zu spät und wären nicht mehr wirksam.

Sind die Verfahren der dritten Welle nun aber doch als Therapie geeignet, müssten sie als solche angeboten und etabliert werden; es müsste erforscht werden, bei welchen Krankheiten sie besonders gut helfen und bei welchen es bessere Methoden gibt. Außerdem sollte man sie dann nicht als Prävention anbieten, weil man davon ausgehen könnte, sie helfen bei der Heilung, dienen aber nicht dem Vorbeugen einer Krankheit – ein Arzt bringt ja auch keinen Gips an einem gesunden Bein an, um einen Knochenbruch zu verhindern.

Im besten Fall würde man durch umfassende Studien feststellen, dass sich Achtsamkeit und Akzeptanz sowohl als präventive als auch als therapeutische Maßnahmen eignen und damit universell eingesetzt werden können. Großes Potenzial könnte dann in gruppentherapeutischen Ansätzen liegen, in denen Menschen gemeinsam Achtsamkeit erlernen und sich gegenseitig unterstützen. Um aber sicherzugehen, dass solche Verfahren tatsächlich auch einen positiven gesundheitlichen Effekt haben, ist es noch immer von großer Bedeutung, die Grundlagen besser zu erforschen und ihre Wirksamkeit zu beweisen.

Die in den USA angewendeten Verfahren sind in dieser Hinsicht sehr vielfältig: Es gibt einige, die zusammen mit der kognitiven Verhaltenstherapie angeboten werden und der Heilung dienen, es gibt aber auch rein präventive Maßnahmen und es gibt Verfahren, die Prävention und Heilung verbinden.

Ein anderes Problem entsteht durch die weite Verbreitung in den populären Medien und die große Beliebtheit, die Verfahren der dritten Welle erfahren: Menschen fangen an, durch die vielen Angebote und das ständige Aufdrängen der Übungen genervt zu sein. Außerdem laufen die Methoden Gefahr, als „Esoterik" abgetan zu werden und dadurch gerade in einem psychotherapeutischen Kontext nicht mehr akzeptiert zu werden. Weil wir im Alltag mit so vielen Angeboten überschwemmt werden und weil es so viele verschiedene Weisen gibt, auf die man Achtsamkeit in das tägliche Leben integrieren kann, ergibt sich zusätzlich die Gefahr, dass Menschen schnell zwischendurch achtsam sind. Das würde dem eigentlichen Sinn und Zweck entgegenstehen - Achtsamkeit soll auf Dauer Stress reduzieren und nicht nebenbei praktiziert werden, um die eigene Leistungsfähigkeit zu steigern und sich in der Folge noch mehr zu belasten. Die Verfahren sollen dem modernen Leistungsdiktat entgegenstehen und kein Werkzeug sein, um Produktivität zu steigern und den Menschen noch ein bisschen mehr in eine Maschine zu verwandeln.

4. Wobei kann die kognitive Verhaltenstherapie helfen?

In der Praxis findet die kognitive Verhaltenstherapie längst Anwendung. Sie wird dabei nicht nur von ambulanten Psychotherapeuten verwendet, sie hat auch Einzug in den Klinikalltag gehalten und wird beispielsweise in Tageskliniken praktiziert. Das Einsatzgebiet ist damit sehr breit. In Deutschland ist die kognitive Verhaltenstherapie für Kinder, Jugendliche und Erwachsene empfohlen und gehört zu den Standardmethoden zur Behandlung und Heilung einiger psychischer Erkrankungen.

Die Verhaltenstherapie soll unerwünschtes und problematisches Verhalten erkennen und anschließend verändern, dabei sollen auch innere Prozesse - also zugrundeliegende, fehlangepasste Gedankengänge und Verarbeitungsmuster - bearbeitet und verbessert werden. Diese Methode eignet sich besonders gut bei Krankheiten, deren Symptome sich hauptsächlich im Verhalten des Menschen äußern.

Bei Angststörungen gehört es zum klinischen Standard, eine kognitive Verhaltenstherapie anzubieten. Die Methoden können das gelernte Verhalten, also die Vermeidung von Angstauslösern, gut erklären und dann auch ansprechen und verändern.

Die bekannteste Form der Angststörung ist die spezifische Phobie Hierbei hat eine Person unangemessen viel Angst vor einem bestimmten Objekt oder einer Situation. Für eine Diagnose ist wichtig, dass die Angst deutlich über das Maß an Furcht hinaus geht, das allgemein zu erwarten wäre - denn Angst dient generell dazu, das Überleben in Gefahrensituationen zu sichern und hat aus evolutionstheoretischer Sicht eine wichtige Funktion. Die meisten Menschen mit spezifischen Phobien fürchten beispielsweise Spinnen, Blut, Spritzen, Enge oder das Fliegen mit dem Flugzeug. Die soziale Phobie ist eine weitere Form der Angststörung, bei der Betroffene immer dann Angst verspüren, wenn sie sich in sozialen Situationen befinden. Das können zum Beispiel Leistungssituationen sein, also zum Beispiel eine Rede zu halten oder vor anderen zu telefonieren oder zu schreiben, aber auch normale zwischenmenschliche Interaktionen können gefürchtet werden. Dadurch wird dann zum Beispiel das Bestellen im Restaurant zu einer Qual, das kurze Gespräch mit dem Kassierer unmöglich und der Austausch mit Unbekannten ein Albtraum.

Bei der Agoraphobie haben Betroffene Angst vor verschiedenen Situationen, weil eine Flucht nicht möglich sein könnte oder weil im Fall von panikartigen, peinlichen oder anderen stark beeinträchtigenden Symptomen Hilfe nicht erreichbar sein könnte. Solche Situationen sind zum Beispiel, sich in Menschenmengen zu befinden, auf offenen Plätzen oder in geschlossenen Räumen zu sein oder öffentliche Verkehrsmittel zu benutzen. Der Unterschied zu spezifischen Phobien liegt dabei bei der zugrundeliegenden Befürchtung: Bei der Agoraphobie ist es nicht das Objekt oder die Situation selbst, die zu Angst führen, es geht darum, dass die Flucht verhindert oder Hilfe nicht zur Verfügung stehen könnte.

Diese drei Formen der Angststörung haben gemeinsam, dass sie sich auf ein klar definierbares Objekt oder eine Situation richten und dementsprechend mit einer gewissen Vorhersehbarkeit auftreten - immer dann, wenn eine Person mit dem Angstauslöser konfrontiert ist. Durch diese Vorhersagbarkeit fangen die meisten Menschen an, Vorsorgemaßnahmen zu treffen. Sie neigen zu Vermeidungsverhalten, versuchen also, Objekte und Situationen zu umgehen, die mit der Angst verbunden werden. Wenn das nicht möglich ist, versuchen sie, sich abzulenken - zum Beispiel, indem sie laute Musik spielen oder eine andere Person bitten, zu sprechen. Außerdem nutzen sie Sicherheitsverhalten, das der Angst vorbeugen soll. Dazu gehören zum Beispiel Beruhigungsmittel, aber auch religiöse Symbole oder andere Artefakte, die Kraft spenden sollen. Die kognitive Verhaltenstherapie kann in der Regel direkt an dem angstauslösenden Objekt ansetzen. Durch wiederholte Konfrontation wird neues Lernen ermöglicht und die Angst nimmt mit der Zeit ab. Entspannungsübungen können dabei helfen, besser mit der Angst umzugehen und Situationen erfolgreich zu bewältigen. So könnte jemand, der unter einer sozialen Phobie leidet, von seinem Therapeuten dazu aufgefordert werden, das Telefonieren zu üben, indem er seinen Therapeuten anrufen soll. Wenn der Patient diese Aufgabe bewältigt, wird er lernen, dass seine Befürchtung nicht eingetroffen ist und das Telefonieren nicht so schlimm ist, wie er es erwartet. Wenn er diese Übung regelmäßig wiederholt, kann er eine bleibende Gedächtnisspur aufbauen, die das Furchtgedächtnis überlagert und zukünftig aktiviert wird.

Bei der generalisierten Angststörung haben Patienten ein eher diffuses Gefühl anhaltender Angst. Sie sind von übermäßigen Sorgen geplagt und verbringen jeden Tag viel Zeit damit, zu grübeln und sich zu sorgen. Diese Symptome zeigen sich oft über eine lange Zeitspanne hinweg und unterscheiden sich von normaler Besorgnis dadurch, dass Betroffene ihren Sorgen übermäßig viel Zeit widmen, das Gefühl zu haben, keine Kontrolle über die Sorgen zu haben und sich durch ihre Angst in einem Leidenszustand befinden. Nicht selten ist das Phänomen der Metasorgen: Menschen fangen an, sich Sorgen darüber zu machen, dass sie sich so viele Sorgen machen oder fürchten sich davor, die Sorgen fallen zu lassen. „Wenn ich immer so viel grüble, kann ich nachts nicht schlafen und bin deswegen weniger leistungsfähig“ und „Wenn ich mich nicht sorge, dann könnte ich böse überrascht werden“, sind häufige Fehlschlüsse, zu denen Erkrankte kommen.

Der Ansatz der Therapie ist hier ein anderer. Die Betroffenen können nicht mehr so gut mit dem Auslöser der Angst konfrontiert werden, weil er oft gar nicht bekannt ist. Stattdessen greift häufiger die kognitive Komponente: Fehlschlüsse im Denken werden aufgedeckt und dadurch behoben; der Patient soll zum Beispiel erkennen, dass er auch dann nicht böse überrascht werden wird, wenn er sich keine Sorgen macht. Durch Belohnung kann außerdem gewünschtes Verhalten, also vor einem ungewissen Ereignis nicht zu grübeln, verstärkt und damit besser gelernt werden.

Panikattacken sind zeitlich begrenzte Anfälle intensiver Angst, die zum Beispiel mit Herzrasen, Atemnot und Erstickungsgefühlen einhergehen können und oft unvorhersehbar eintreten. Etwa jeder fünfte Mensch hat mindestens einmal im Leben eine Panikattacke, aber nur ein kleiner Teil entwickelt in deren Folge auch eine Panikstörung. Zu dieser Störung gehören nicht nur Panikattacken, sondern auch die übermäßige Furcht davor, wieder eine solche zu erleben, und ein übermäßiges Vermeiden von Situationen oder Objekten, die eine Panikattacke auslösen könnten.

Wenn es zu einem solchen Vermeidungsverhalten kommt, kann die Verhaltenstherapie erneut mit Konfrontation arbeiten: Gefürchtete Situationen werden bewusst aufgesucht, damit gelernt werden kann, dass die Befürchtung - also eine weitere Panikattacke - nicht eintritt. Durch das sogenannte Teufelskreismodell kann aber auch die kognitive Ebene der Störung erklärt und positiv verändert werden.

In dem Modell geht man davon aus, dass eine normale körperliche Reaktion - zum Beispiel ein beschleunigter Herzschlag - zunächst wahrgenommen und dann mit verstärkter Aufmerksamkeit betrachtet wird. Durch eine ungünstige Bewertung der körperlichen Reaktion als gefährlich wird Angst ausgelöst, die wiederum zu mehr körperlichen Reaktionen - also einem noch schnelleren Herzschlag, einer verknappten Atmung oder Ähnlichem - führen kann, die dann erneut wahrgenommen und ungünstig interpretiert werden und so weiter. In der Therapie geht es darum, dass Patienten diesen Kreislauf erkennen und dann selbstständig durchbrechen können, indem sie ihre Aufmerksamkeit zum Beispiel im Sinne der Achtsamkeit bewusst lenken und ihren Körper und Geist mit Ruhe und Abstand beobachten.

Die kognitive Verhaltenstherapie wird außerdem bei Zwangsstörungen empfohlen. Diese Erkrankungen sind gekennzeichnet durch wiederkehrende und aufdringliche Gedanken oder Handlungen, zu denen sich Betroffene durch starre Regeln oder die eigenen Gedanken gezwungen fühlen. Die Handlungen und Gedanken lassen sich meist auf starkes Unbehagen oder Angst zurückführen. Ihr Ziel ist es vor allem, der Angst entgegenzuwirken. Zu den bekanntesten Formen gehören Waschzwänge oder starre Rituale wie das Kontrollieren des Herdes oder des Türschlosses. Gedankliche Rituale können zwanghaftes Zählen sein oder beispielsweise die sich aufdrängende Befürchtung, jemanden überfahren zu haben.

In der Therapie werden diese Gedanken und Handlungen bewusst unterbunden, damit der Patient lernen kann, dass seine Befürchtung auch dann nicht eintritt, wenn er nicht seine starren Handlungen anwendet. Zwanghafte Gedanken und Ängste können widerlegt und durch rationalere Gedächtnisspuren ersetzt werden.

Depressionen gehören zu den häufigsten psychischen Erkrankungen, auch wenn sie in vielen Fällen gar nicht entdeckt werden. Sie sind gekennzeichnet durch eine dauerhaft gedrückte Stimmung und verminderte Antriebsfähigkeit; selbst für die Dinge, die einem früher Freude bereitet haben, fehlt einem die Kraft. In der Therapie kann mit Verstärkung gearbeitet werden: Weil Betroffene oft generell sehr wenige Handlungen zeigen, weil zu allem der Antrieb fehlt, ist es wichtig, jedes gewünschte Verhalten - und sei es nur, aus dem Bett aufzustehen - zu belohnen. Das erfolgt zum Beispiel durch Lob durch den Therapeuten oder durch eigenständige Belohnung durch den Patienten. Es kann außerdem hilfreich sein, hilfreiches Verhalten zu trainieren. Dazu gehören gesundheitsfördernde Hobbys wie regelmäßiger Sport, aber auch Aktivitäten mit Freunden oder andere Dinge, die den Patienten erfreuen und auf lange Sicht zu weniger Hoffnungslosigkeit führen können.

In der zweiten Welle der Verhaltenstherapie hat man angefangen, die Entstehung und Aufrechterhaltung einer Depression über die sogenannte kognitive Triade zu erklären. Dabei handelt es sich um negative Überzeugungen, die ein Erkrankter gegenüber sich selbst, seiner Umwelt und seiner Zukunft hat. Diese Überzeugungen sind oft Schemata und Lebensregeln, die durch Fehlschlüsse zustande kommen und die Sicht auf die Welt nachhaltig beeinflussen. Zu den Denkfehlern, die sich auf das Selbst beziehen, gehören Sätze wie „Ich bin so ein Versager“, „Ich tauge nichts“ und „Ich bin nicht liebenswert“. Bezogen auf die Umwelt können es Gedanken wie „Andere wollen mir nichts Gutes“, „Niemand hilft mir“ und „Alle haben sich gegen mich verschworen“ sein.

Die Sicht auf die Zukunft wird durch negative Annahmen wie „Es wird niemals besser werden“, „Alles wird schrecklich werden“ und „Die Zukunft hält nichts Gutes für mich bereit“ geformt. Insgesamt sind solche Fehlschlüsse vor allem dadurch geprägt, dass einzelne Ereignisse als Beweis für globale negative Lebensregeln genutzt werden. Emotionen dienen als Beleg und es wird häufig in Katastrophen gedacht.

In der Therapie können solche Denkfehler adressiert werden. Durch wertfreies Nachfragen soll der Patient dazu gebracht werden, selbstständig zu erkennen, dass seine Annahmen nicht richtig und für die eigene Gesundheit nicht förderlich sind und sie damit auflösen. In einem weiteren Schritt sollen alternative und nützliche Gedankengänge etabliert werden. Die Verhaltenstherapie ist noch bei vielen weiteren Krankheiten einsetzbar, aber gerade bei den hier beschriebenen psychischen Störungen zeigt sie eine große Wirksamkeit. Sie ist dabei oft effektiver als andere Behandlungsansätze und birgt damit ein großes Potenzial, um Menschen positiv zu beeinflussen und ihnen zu helfen.

In neuerer Forschung wurde eine weitere wichtige Erkenntnis gewonnen: Es gibt nicht die eine kognitive Verhaltenstherapie, die perfekt ist und für alle Menschen gleichermaßen wirkt - nicht einmal dann, wenn zwei

Personen unter dem gleichen Symptombild leiden. Es gibt viele verschiedene Faktoren, die beeinflussen können, ob eine Therapie wirkt und welche Komponenten besonders effektiv sind. Durch ebendiese Erkenntnisse können Therapien nun vermehrt an individuelle Bedürfnisse angepasst werden. Das kann zum Beispiel geschehen, indem die Anzahl der Therapiestunden pro Woche an den Bedarf des Patienten geknüpft wird - manche Menschen profitieren davon, den Therapeuten häufiger zu sehen, bei anderen ist die Therapie wirksamer, wenn sie nur einmal pro Woche oder einmal alle vierzehn Tage stattfindet. Die Gewichtung von Verhaltensänderung und der Bearbeitung von Denkfehlern kann auch daran angepasst werden, wie sehr der Patient von dem einen oder dem anderen Ansatz profitiert und was für den individuellen Fall besser zu wirken scheint.

Es gibt also insgesamt große Unterschiede zwischen Menschen, die zunehmend berücksichtigt werden sollten, um jeder Person die Chance zu geben, einen optimalen Weg zur Heilung zu finden. An dieser Stelle ist es wichtig, zu betonen, dass es sich bei allen dargestellten Symptombildern um ernstzunehmende Erkrankungen handelt, die ebenso wie ein Beinbruch, eine Grippe oder eine Mandelentzündung von einem Spezialisten behandelt werden sollten.

Wenn Sie das Gefühl haben, Ihre Probleme übersteigen Ihre Bewältigungsmöglichkeiten, oder wenn Sie sich in den beschriebenen Krankheitsbildern wiedererkannt haben, sollten Sie sich nicht davor scheuen, einen Psychotherapeuten aufzusuchen. Auch heute noch hält die Angst vor Stigmatisierung viele Menschen davon ab, sich professionelle Hilfe zu suchen, wenn sie diese benötigen. Psychische Erkrankungen sind in der allgemeinen Bevölkerung sehr weit verbreitet - Schätzungen gehen davon aus, dass jeder Dritte im Lauf seines Lebens erkranken wird.

Es ist also ganz normal, sich Hilfe zu suchen und einen Arzt zu konsultieren; inneres Leiden und eine eingeschränkte Lebensqualität muss niemand in Kauf nehmen. Ein weiterer, wichtiger Tipp: Wenn Sie sich davor fürchten, direkt einen Psychotherapeuten zu kontaktieren, können Sie zunächst einmal Ihren Hausarzt aufsuchen und sich mit ihm beraten. Oft kann er eine erste Anlaufstelle bieten und Ihnen dabei helfen, eine geeignete Therapie zu finden.

In Notfällen, in denen Sie oder ein anderer Mensch gefährdet sind, ist es auch legitim, die Notaufnahme aufzusuchen. Im Zweifel immer das Leben: Ihr eigenes Leben und das Ihrer Mitmenschen zu schützen, sollte immer die oberste Priorität sein.

5. Wo liegen die Grenzen der kognitiven Verhaltenstherapie?

Obwohl die Wirksamkeit der kognitiven Verhaltenstherapie in zahlreichen Studien belegt wurde und damit mit einer beeindruckenden Breite an wissenschaftlichen Beweisen bestätigt wurde, handelt es sich um eine Therapie und nicht um ein Wundermittel - sie kann also nicht in allen Fällen helfen.

Wie im vorherigen Kapitel herausgestellt, ist sie besonders gut geeignet, um Störungen zu heilen, die sich im Verhalten äußern. Das können also nicht nur Angststörungen, Zwangsstörungen oder Depressionen sein, sondern auch Essstörungen sprechen in der Regel gut auf Verhaltenstherapie an. Bei Suchterkrankungen wird auch häufig eine Verhaltenstherapie verschrieben, aber die Erfolgschancen stehen weitaus schlechter; in vielen Fällen werden Menschen wieder rückfällig, unabhängig davon, ob die Therapie erfolgreich verlief oder nicht. Hier ist es dann wichtig, auch nach dem Ende der Behandlung weiter auf Betroffene Acht zu geben und ihre sozialen Netze zu stärken. Es kann ratsam sein, weiterhin an eine Suchtberatungsstelle angebunden zu bleiben oder im Anschluss noch eine Gruppen- oder Selbsttherapie aufzunehmen, in der sich die Beteiligten gegenseitig zur Abstinenz motivieren und Stress und Probleme zusammen bearbeiten.

Tiefgreifende psychische Erkrankungen wie Schizophrenie lassen sich in Phasen einer akuten Psychose ohne Medikamente nicht bewältigen. Erkrankte sind erst dann überhaupt dazu fähig, eine Therapie aufzunehmen, wenn Wahn und Halluzinationen zum größten Teil verschwunden sind und sich ihre Realität wieder näher an dem befindet, was wir für normal halten. Es gibt auch einige psychische Störungen, deren Ursprung im Körper liegt.

Eine ungünstige Ernährung, bei der es an Mikronährstoffen mangelt, die benötigt werden, um bestimmte Enzyme und Aminosäuren zu bilden, kann das Wiederauftreten einer Depression begünstigen. Andere Erkrankungen wie etwa die Alzheimer-Demenz sind gänzlich damit zu erklären, dass Nervenzellen im Gehirn zu schnell absterben. Auch andere Schäden am Gehirn und an Nerven können dazu führen, dass sich Symptome bilden, die sonst typisch für psychische Erkrankungen sind. Bei solchen körperlichen Ursachen kann eine Verhaltenstherapie nicht helfen – hier ist es wichtig, die eigentliche Ursache, also die körperliche Baustelle, zu behandeln und damit langfristig eine Verbesserung zu erreichen. Vor Beginn einer Psychotherapie wird deswegen in der Regel immer abgeklärt, ob körperliche Ursachen für die Entstehung der Krankheit verantwortlich sein könnten oder nicht.

Insgesamt sind Fälle psychischer Erkrankungen höchst individuell – damit gilt auch, dass jeder Mensch unterschiedlich auf eine Therapie reagiert. Es ist also wichtig, die Therapie an die jeweiligen Bedürfnisse anzupassen und sich unter Umständen einzugestehen, dass eine kognitive Verhaltenstherapie einfach nicht zu dem Patienten passt. In solchen Fällen sollte der Kopf aber keineswegs in den Sand gesteckt werden, immerhin gibt es noch weitere bewährte Therapieverfahren, die genauso gut helfen können und vielleicht besser zu dem Individuum passen.

Psychotherapie betrifft oft nicht nur den Menschen, der Hilfe sucht, sondern hat auch direkte und indirekte Auswirkungen auf die Menschen um ihn herum. So kann es beispielsweise sein, dass sich eine junge Frau in Therapie begibt und dort ihre Probleme löst, wodurch sie weniger gestresst und gereizt ist. In der Folge gerät sie seltener mit ihrer Mutter aneinander und auch diese fühlt sich auf lange Sicht besser – die Lebensqualität wurde also für beide Frauen gesteigert, obwohl sich nur eine von ihnen in Therapie begeben hat. Natürlich kann auch ein gegenteiliger Effekt eintreten: Es ist zum Beispiel vorstellbar, dass sich eine andere Frau wegen sozialer Ängste Hilfe sucht. Nachdem diese erfolgreich behandelt wurden, kann sie sich wieder regelmäßig mit ihren Freundinnen treffen und ausgehen; daraufhin wird ihr Ehemann eifersüchtig und die Ehe gerät in eine Krise. Das bedeutet selbstverständlich nicht, dass Sie aus Angst vor einer Ehekrise keine Therapie antreten sollten; es ist aber interessant zu wissen, dass die Verbesserung Ihrer Gesundheit auch immer Ihre Mitmenschen betrifft.

Neben den Effekten auf die Beziehungen können auch andere Lebensbereiche betroffen sein. Zu Beginn einer Therapie sind viele Menschen in emotionalen Ausnahmezuständen, fühlen sich aufgewühlt und auf dem Sprung. Es kann auch passieren, dass unliebsame Erinnerungen angesprochen werden und Sie sich in einer Phase der Destabilisierung befinden. Dadurch, dass Ängste in der Therapie immer wieder angesprochen werden, werden Patienten vor allem zu Beginn sensibler reagieren und sich ihrer Ängste immer bewusster werden. Probleme werden aktualisiert und es kann zu Konflikten mit dem Partner kommen.

In den meisten Fällen stellen sich diese negativen Effekte nach den ersten Wochen der Therapie wieder ein, frei nach dem Motto „Es muss immer erst alles schlimmer werden, bevor es besser wird“. Es ist aber wichtig, dass Sie sich daran erinnern, dass es eben auch ‚Nebenwirkungen‘ geben kann.

6. Entstehung von psychischen Störungen

Bevor Sie mehr darüber lernen, wie Krankheiten mithilfe der Verhaltenstherapie behandelt werden können, ist es sinnvoll, sich zunächst einmal mit Ihrer Entstehung zu beschäftigen. In der Psychologie gibt es eine Vielzahl von Modellen, die alle unterschiedlich gut belegt sind. An dieser Stelle wird es aber reichen, das lerntheoretische und das kognitive Modell vertiefend zu behandeln, weil sie die Grundlage der kognitiven Verhaltenstherapie bilden.

Es sollte natürlich zudem betont werden, dass unterschiedliche Erkrankungen auch unterschiedliche Ursachen haben. Oft hängt es von einzelnen Faktoren ab, die dann zur Symptombildung führen oder eben nicht. In der Forschung konnten aber grundsätzliche Annahmen dazu getroffen werden, welche Mechanismen grundsätzlich bei der Entstehung von Störungen zusammenspielen - und das unabhängig von spezifischen Einflüssen, die nur eine bestimmte Krankheit hervorrufen würden.

Das lerntheoretische Modell geht, wie bereits zuvor beschrieben, sehr streng davon aus, dass jedes Verhalten eines Menschen gelernt wurde und damit auch wieder verlernt werden kann. Das kann zum Beispiel über klassische Konditionierung erfolgen, indem ein eigentlich neutrales Objekt oder eine neutrale Situation mit einem sehr unangenehmen Ereignis verbunden wird und die negative emotionale Reaktion zukünftig auch auf den neutralen Reiz folgt. Im Sinne der operanten Konditionierung entsteht fehlangepasstes Verhalten durch Erfolg oder Misserfolg. Bei manchen Erkrankungen, zum Beispiel bei Depressionen, gibt es zudem die Idee, dass Betroffene in ihrem Alltag zu wenigen Verstärkern begegnen - das führt dazu, dass sie für ihr Verhalten generell keinen Antrieb mehr finden, weil es eben nichts gibt, was sie darin bestärkt. Weniger Verhalten führt dann wiederum zu weniger Verstärkern. Erkrankte befinden sich häufig in einem Teufelskreis, den es zu durchbrechen gilt.

Diese beiden Ideen kann man sehr gut verknüpfen: Zunächst wird ein neutraler Reiz - beispielsweise eine Spinne - mit einer emotionalen Reaktion verbunden, in diesem Fall Angst, nachdem man sich vor dem schwarzen Punkt an der Wand erschreckt hat. Diese gelernte Angst wird dadurch verstärkt, dass Spinnen in Zukunft gemieden werden und die Erfahrung, dass Spinnen ungefährlich sind, nicht gemacht werden kann.

Auch das Löschungslernen spielt eine wichtige Rolle: Vor allem bei traumatischen Erlebnissen könnten wir von Vergessen profitieren. Traumata sind Erfahrungen, die tiefgreifende Furcht und Verzweiflung als Reaktion auf die Bedrohung des eigenen körperlichen Wohlbefindens oder dessen einer nahestehenden Person oder eines weiteren Menschen im direkten Umfeld auslösen und mit tiefgreifenden emotionalen und kognitiven Veränderungen einhergehen können. Paradoxerweise kommen die Erinnerungen an Traumata immer und immer wieder, obwohl sie als quälend und höchst unangenehm erlebt werden. Betroffene fühlen sich, als müssten Sie die Situation ein weiteres Mal durchleben und sind ihren Gedankenspiralen dabei scheinbar hilflos ausgesetzt. In solchen Fällen geht man davon aus, dass es Probleme mit dem Verlernen gibt; dass eine Gedächtnisspur also zu fest verankert ist und sich nur schwer wieder lösen lässt.

Zu den kognitiven Theorien der Krankheitsentstehung gehört das Ihnen bereits bekannte Modelllernen. Menschen können nicht nur Verhalten, das Sie selbst als positiv erachten, von anderen übernehmen, sie tun es auch dann, wenn sie es eigentlich gar nicht wollen. Bei psychisch kranken Eltern haben häufig auch Kinder ein erhöhtes Risiko, selbst zu erkranken. Das hängt zum einen mit genetischen Faktoren zusammen, denn viele psychische Störungen sind mit einem genetischen Risiko verbunden, aber es ist eben auch das Verhalten der Eltern, das die Kinder nachhaltig beeinflussen kann.

Es ist beispielsweise denkbar, dass ein Kind die Angst vor Spinnen von der Mutter übernimmt - es beobachtet, wie sie panisch wird, wann immer sie eine Spinne sieht, und übernimmt damit die Verbindung zwischen Spinne und gefährlich. Aber auch verdeckte Verstärker können nicht nur für denjenigen, den sie betreffen, sondern auch für einen Beobachter problematisch werden. Denken wir erneut an eine Familie, dieses Mal ist der Vater depressiv und kann sich nicht dazu motivieren, morgens aus dem Bett zu steigen. Anstatt ihm Ruhe zu geben oder ihn alternativ dazu anzuregen, sich für einen Spaziergang nach draußen zu begeben, etwas zu kochen oder zu duschen, fängt seine Frau an, ihren Mann zu umsorgen.

Sie pflegt ihn und nimmt ihm all seine Aufgaben ab. Das beobachtende Kind könnte nun also lernen, dass es gut ist, gar nicht erst zu versuchen, sich aufzuraffen, wenn es einem schlecht geht, weil es viel mehr positive Konsequenzen mit sich bringt, wenn man direkt im Bett liegen bleibt. Solche Lernerfahrungen können dann die Grundlage bieten für eigenes, fehlangepasstes Verhalten und auf lange Sicht damit Bausteine für eine psychische Störung sein.

Kognitive Psychologen sehen außerdem Denkfehler als ursächlich für Symptome psychischer Störungen. Als Einflussfaktoren sind sie sehr plausibel und mittlerweile auch durch viele Studien belegt, es ist aber noch nicht gänzlich geklärt, ob sie wirklich Ursache oder nicht doch Folge der Störungen sind. Die kognitiven Faktoren, die potenziell zu Symptomen führen, können unterschiedlicher Art sein.

Zum einen sind es Werte: Es gibt für jeden von uns Dinge, die uns im Leben besonders wichtig sind und die wir für gut und richtig halten. Problematisch wird es dann, wenn den Werten zu viel Bedeutung beigemessen wird und sie zu akribisch verfolgt werden. So könnte die Vorstellung „Gute Leistungen sind mir sehr wichtig" zu übermäßigem Perfektionismus und unrealistisch hohen Ansprüchen führen. Diese wiederum könnten zur Folge haben, dass Angst vor Leistungssituationen entsteht, weil die Befürchtung herrscht, man könnte versagen, Leistungssituationen werden vermieden und so weiter. Auch Ursachenzuschreibungen können zu psychischen Problemen führen. Wir gehen davon aus, dass alles, was uns geschieht, eine Ursache hat und dass es einen Auslöser für Konsequenzen gibt. Dieser Verursacher können wir selbst, andere Menschen oder der Zufall bzw. höhere Mächte sein – und Menschen, die eigene Erfolge immer nur dem Zufall oder anderen Menschen, Versagen aber sich selbst zuschreiben, werden auf Dauer frustriert sein. Sie könnten sich als minderwertig und nutzlos wahrnehmen und damit in eine Abwärtsspirale geraten.

Natürlich spielen auch Verzerrungen eine Rolle – erinnern Sie sich an die Brille, die Ihre Sicht auf die Welt bestimmt. Diese Brille kann eben auch dazu führen, dass das Glas immer halb leer und nicht halb voll ist.

Verzerrungen und Fehler im Denken lassen sich besonders anschaulich anhand von Depressionen illustrieren. Hier gehen Psychologen von der sogenannten „kognitiven Triade“ aus; diese beinhaltet eine negative Grundhaltung der Erkrankten zu sich selbst, zu seinem Umfeld und zur eigenen Zukunft. Bezogen auf das Selbst tauchen oft Gedanken wie „Ich bin ein Versager“ oder „Ich tauge nichts“ auf. Besonders nach Fehlern oder Fehlschlägen werden Gründe vermehrt bei sich selbst gesucht und Fehlverhalten wird direkt auf die gesamte Persönlichkeit verallgemeinert: „Das ist ja mal wieder typisch für mich, nichts bekomme ich hin“.

Auch andere werden häufig mit einer negativen Grundhaltung betrachtet – dabei wird dann das Verhalten einer einzelnen Person so generalisiert, dass allgemeine Regeln entstehen, für die es eigentlich keine Beweise gibt. Wird eine Person mit Depressionen beispielsweise von einem Freund enttäuscht, entstehen schnell automatisch Gedanken wie „Menschen wollen mir nur Böses“ oder „Wenn ich Hilfe brauche, ist nie jemand für mich da“. Auch Vermutungen über die Zukunft sind von starkem Negativismus geprägt: „Es wird immer nur alles schlimmer werden“ oder „Ich werde niemals aufhören, mich traurig zu fühlen.“ Für Außenstehende scheinen solche Prozesse meist voreilig oder wenig nachvollziehbar, weil die Schlüsse scheinbar willkürlich oder anhand gezielt ausgesuchter Beweise gezogen werden. Für die Betroffenen gibt es diese Distanz aber nicht. Ihre automatischen Gedanken folgen für sie allen Regeln der Logik und sind deswegen so schwer erträglich, weil sie so fest davon überzeugt sind, dass sie tatsächlich stimmen.

Heutzutage geht man eher selten davon aus, dass es die eine Ursache gibt, die erklären kann, wie es zu einer Störung kommt. Stattdessen arbeitet man mit sogenannten integrativen Modellen: Hierbei werden verschiedene Entstehungsfaktoren kombiniert und als Gesamtheit betrachtet. Es wird also zum Beispiel das genetische Risiko zusammen mit anderen potenziellen Auslösern wie traumatischen Erlebnissen, Denkfehlern oder dem Lernen fehlangepassten Verhaltens betrachtet – und nur durch das Zusammenspiel all dieser Faktoren kann es zum Schluss auch dazu kommen, dass die Störung tatsächlich entsteht.

Solche Modelle sind in der Regel zwar wesentlich komplexer als die simple Erklärung, Verhalten wäre erlernt worden und könnte damit auch wieder verlernt werden, sie haben aber ein enormes Potenzial. Durch die Komplexität kann nämlich nicht nur aufgedeckt werden, an wie vielen Stellschrauben es zu Problemen kommen kann und welche scheinbaren Kleinigkeiten eine große Wirkung haben – durch das Einbeziehen vieler Faktoren kann auch erklärt werden, warum psychische Krankheiten für verschiedene Menschen so unterschiedlich sind und auch verschiedene Entstehungsgeschichten haben.

7. Moderne Therapiekonzepte

In diesem Kapitel erfahren Sie mehr über die Therapieangebote, die kognitive Verhaltenstherapie beinhalten. Einige dieser Ideen lassen sich auch in den Alltag integrieren, ohne eine Therapie wahrzunehmen, andere sollten nur unter Anleitung eines Facharztes stattfinden, aber sie alle haben gemeinsam, dass sie wahnsinnig spannend sind und es deswegen lohnenswert ist, mehr über sie zu erfahren.

EXPOSITIONSTHERAPIE

Die Exposition ist ein echter Klassiker der kognitiven Verhaltenstherapie und sollte vor allem bei Störungen wie Angst, Zwang oder Sucht angeboten werden. Auch bei Essstörungen und Körperbildstörungen findet sie Anwendung, dann handelt es sich oft um Spiegelexpositionen - der Betroffene muss den eigenen Körper im Spiegel betrachten.

Selbst bei Depressionen kann eine Exposition angewendet werden. Es findet dabei eine Konfrontation mit dem angstauslösenden Reiz statt. Dies kann beispielsweise das Objekt sein, gegen das sich die spezifische Phobie richtet, das Weglassen von Zwangshandlungen oder der Entzug des Suchtmittels, ohne dass der Patient auf Sicherheits- oder Vermeidungsverhalten zurückgreifen darf. Es handelt sich dabei um eine Art kleines Verhaltensexperiment; tritt meine Befürchtung ein oder nicht?

Dabei werden drei Komponenten der Löschung vereint. Die erste Komponente ist die Gewöhnung. Wenn ein Mensch immer wieder mit seiner Angst konfrontiert ist, wird er sich mit der Zeit daran gewöhnen, die Angst wird weniger stark anschwellen und auch körperliche Reaktionen wie Herzrasen oder Atemnot werden schwächer. Die zweite Komponente ist der kognitive Aspekt, der bereits angesprochen wurde: Es wird überprüft, ob die Befürchtung eintritt oder nicht. Die dritte Komponente ist der

Aufbau einer neuen Gedächtnisspur, die die Angst unterdrückt – das sogenannte emotionale Lernen.

Die Exposition kann dabei rein innerlich stattfinden. Man setzt sich also dem gedanklichen oder emotionalen Erleben aus, indem man sich vorstellt, mit dem Angstauslöser konfrontiert zu sein. Im Gegensatz dazu kann die Exposition natürlich auch direkt im echten Leben stattfinden, man konfrontiert sich dann in der Realität mit dem Angstauslöser. Das müssen nicht immer bestimmte Objekte oder Situationen sein, auch körperliche Empfindungen wie Schwitzen oder Herzrasen können gefürchtet werden. Mit diesen wird ein Mensch im Rahmen der Übung dann konfrontiert.

Es gibt zwei Arten, an Expositionsübungen heranzugehen. Bei der graduierten Arbeitsweise fängt man mit dem Objekt oder der Befürchtung an, die am wenigsten schlimm ist, und arbeitet sich dann langsam nach oben, bis man an dem schlimmsten Angstauslöser angekommen ist. Bei einer Phobie vor Spinnen könnte der Anfang dann etwa dabei liegen, sich eine Dokumentation über Spinnen im Fernsehen anzusehen, danach schaut man sich Bilder von Spinnen an, befindet sich mit einer Spinne in einem Raum, kommt ihr immer näher und lässt sie am Ende über die Haut krabbeln.

Bei der massierten Exposition ist die Reihenfolge genau umgekehrt: Man fängt mit der schlimmsten Befürchtung an und geht dann von oben nach unten vor. Beide Methoden haben ihre Vor- und Nachteile, in der Praxis wird aber die massierte Exposition bevorzugt. Hier wird nämlich direkt vermittelt, dass auch der schlimmste Angstauslöser ungefährlich ist. Das Leiden der Patienten wird schneller vermindert und die Lernerfolge, die bei den schlimmeren Befürchtungen erzielt werden, helfen dabei, die weniger schlimmen Ängste zu bewältigen. Da die direkte Konfrontation mit einem Angstauslöser für Patienten in der Regel als sehr bedrohlich wahrgenommen wird und mit viel Angst einhergeht, ist es wichtig, dass im Voraus abgeklärt wird, ob sie sich wirklich dazu bereit fühlen. Weder der Therapeut noch irgendjemand sonst sollte die Patienten dazu überreden, eine solche Übung durchzuführen, der Wille dazu sollte einzig und allein bei ihnen selbst liegen. Wird sich dann für eine Exposition entschieden, ist es sinnvoll, den Angstverlauf aufzuzeichnen. Das geschieht, indem man eine Kurve zeichnet, die steigt, wenn es auch die Angst tut, und fällt, wenn die Angst weniger wird. Meist ist der Anstieg am Anfang rapide, wenn man mit dem Angstauslöser konfrontiert wird, und fällt dann ab. Zeichnet man solche Kurven über mehrere Expositionsübungen hinweg, wird man feststellen, dass die Kurve immer flacher wird, bis sie zuletzt kaum mehr ansteigt.

Bei solchen Übungen sollte es kein Zeitlimit geben; Patienten sollen nicht unter Druck stehen und sich genau so viel Zeit nehmen, wie sie benötigen, um sich ihrer Angst auszusetzen und zu überprüfen, ob die Befürchtung eintritt oder nicht. Außerdem ist es wichtig, dass die Exposition häufig durchgeführt wird – es muss also eine ganze Serie dieser Übungen stattfinden, die zeitlich am besten nicht allzu weit auseinander liegen. Nur so kann eine Gedächtnisspur aufgebaut werden, die stabil bleibt und resistent gegenüber Löschung ist.

Auch der Kontext der Übung sollte möglichst variabel gestaltet werden; das bedeutet, dass all die Situationen, in denen die Angst relevant ist, geübt werden und nicht nur einige wenige. Auch dann, wenn sich die Angst gegen ein spezifisches Objekt richtet, sollte die Umgebung variieren. Wir können Lerneffekte am besten übernehmen, wenn wir nicht nur im Raum des Therapeuten eine Spinne berühren, sondern auch bei uns zu Hause, bei unseren Freunden oder in einem Park. Daraus ergibt sich auch schon eine nächste, bedeutende Regel: Patienten sind dazu angehalten, auch allein und ohne Begleitung des Therapeuten Expositionsübungen durchzuführen, damit der Therapeut nicht zu einer Art Sicherheitssymbol wird und die Angst auch dann abflacht, wenn er nicht mehr als Begleitung erscheint.

Entscheidend ist, dass das Sicherheits- und Vermeidungsverhalten unterbunden wird und dass der Patient nicht nur bis zu einer selbst gesetzten Grenze mitmacht – er muss wirklich mit der schlimmsten Befürchtung ungefiltert konfrontiert werden, damit die Therapie am Ende erfolgreich sein kann.

Das Prinzip der Expositionstherapie können Sie auch zu Hause anwenden: Versuchen Sie, Dinge, die Ihnen Angst machen, zu konfrontieren. Dazu ist es hilfreich, wenn Sie zunächst einmal eine Angsthierarchie aufstellen. Dabei handelt es sich um eine Liste, die in Stufen beschreibt, was Sie am besten und was Sie am schwersten ertragen könnten. Auf Stufe eins könnte bei den Beschwerden einer sozialen Phobie zum Beispiel stehen, mit Freunden auszugehen oder sich mit ihnen in der Öffentlichkeit zu treffen; auf der letzten Stufe könnten sich etwa befinden, Essen im Restaurant zu bestellen oder in der Öffentlichkeit zu telefonieren.

Wenn Sie diese Liste aufgestellt haben, gehen Sic graduiert oder massiert vor – Sie arbeiten sich entweder von unten nach oben oder von oben nach unten durch. Es ist wichtig, dass Sie sich Ihren Angstauslösern regelmäßig stellen und jede Art von Sicherheits- oder Vermeidungsverhalten unterbinden. Auch wenn die Angst zu Beginn überwältigend scheint, gilt es, die Zähne zusammenzubeißen und sie durchzustehen, ohne aus der Situation zu fliehen oder sich gedanklich abzulenken – nur dann kann auch eine Besserung erzielt werden.

Diese Methode ist dann gut zu Hause durchführbar, wenn die Ängste nicht sehr stark ausgeprägt sind und es für Sie nicht vollkommen unmöglich scheint, sich ihnen zu stellen. Wenn Sie sich das nicht zutrauen, ist es eine gute Idee, sich professionelle Unterstützung zu suchen und die Exposition von einem Therapeuten begleiten zu lassen; das ist in schwereren Fällen ohnehin immer ratsam, um zu verhindern, dass es durch Fehler zu einer Verschlimmerung der Angst kommt.

Solche Fehler wären es, aus der Situation zu fliehen oder doch wieder auf Sicherheitsverhalten zurückzugreifen – dann könnten Sie nämlich nicht lernen, dass die Angst ungefährlich ist, Sie würden sie erneut als bedrohlich wahrnehmen und im schlimmsten Fall dazu beitragen, dass die Symptome sich verstärken.

ROLLENSPIELE

Auch Rollenspiele finden in der therapeutischen Praxis Anwendung und können sehr hilfreich dabei sein, gewünschtes Verhalten zu trainieren und in einem geschützten Rahmen anzuwenden. Da hierzu meist mehrere Personen benötigt werden, sind sie in der Gruppentherapie häufiger vertreten als in Einzelsitzungen, aber auch in stationären Kliniken finden sie vermehrt Anwendung.

Dazu definiert der Therapeut zunächst die Spielsituation: Die Rahmenbedingungen der Situation und die Rollen werden beschrieben und verteilt, außerdem wird das zu erreichende Ziel benannt. Eine denkbare Situation wäre der Konflikt zwischen zwei Eheleuten, die zu einem bestimmten Thema unterschiedlicher Meinung sind und ihre Bedürfnisse im Streit benennen sollen, aber am Ende trotzdem zu einer sinnvollen Lösung gelangen sollen, die für beide akzeptabel ist. Die Patienten versetzen sich also in diese Rollen hinein und können dabei üben, nicht sofort klein beizugeben.

Andere Situationen, die häufig geübt werden, sind das Durchsetzen des eigenen Rechts - zum Beispiel, den reservierten Platz in der Bahn einzunehmen - oder das Werben um Sympathien - zum Beispiel bei Small Talk oder beim Flirten. Der Fokus liegt bei Rollenspielen darauf, soziale Kompetenzen aufzubauen; das kann vor allem für Menschen hilfreich sein, die unter sozialen Ängsten oder Problemen mit sozialen Kontakten leiden. Auch bei Menschen, die an einer Depression erkrankt sind und sich infolgedessen sehr stark zurückgezogen haben, kann ein solches Training hilfreich sein und die Betroffenen dabei unterstützen, wieder zu einem normalen und symptomfreien Alltag zurückzukehren. Durch das Trainieren in der Gruppe erhalten sie in einer stressärmeren Umgebung die nötige Sicherheit, um das Gelernte dann auch in anderen Kontexten anzuwenden. Es ist außerdem leichter, in diesem Rahmen Fehler zu machen und diese dann zu bearbeiten. In der Anwendungssituation außerhalb der Therapie kann vermeintliches

Fehlverhalten in sozialen Situationen schnell zu Scham und Zweifeln führen. Rollenspiele können außerdem dabei helfen, in Patienten eine Veränderungsbereitschaft zu wecken – das ist vor allem bei Menschen relevant, die nur schwer erkennen, dass sie psychische Probleme haben und Symptome leugnen. In einem Rollenspiel kann ihnen verdeutlicht werden, an welchen Stellen sie Schwierigkeiten haben und was besser sein könnte, wenn sie daran arbeiten würden. Erklärt sich der Patient dann dazu bereit, teilzunehmen, ist er darüber hinaus während der Therapie sehr aktiv und bringt sich direkt ein, dann wird er mit seinen Problemen konfrontiert und setzt sich mit ihnen auseinander. In dem geregelten Kontext kann er außerdem lernen, dass er sein Verhalten selbstständig kontrollieren kann und damit auch entscheidet, was er tut und was er nicht tut. Er lernt einen gesünderen Umgang mit sich und seinem Wirken in der Umwelt.

Zum Umgang mit Fehlern werden auch häufig Videos von den Rollenspielen aufgezeichnet. Damit kann sich die Gruppe die Aufnahme im Nachhinein ein weiteres Mal ansehen und genau analysieren, was gut gelaufen ist und an welchen Stellen man etwas hätte besser machen können. Videos haben außerdem den Vorteil, dass Patienten sich von außen betrachten können. Sie sehen also, wie sie auf andere Menschen wirken, wie sie sich unbewusst bewegen und wie sie sich in sozialen Interaktionen verhalten – das ist deswegen sehr wertvoll, weil diese Wahrnehmung für viele Patienten verzerrt ist. Sie haben oft den Eindruck, seltsam zu sein, komische Dinge zu tun oder ihr Innenleben wie ein offenes Buch nach außen zu tragen. Durch das Video kann ihnen gezeigt werden, dass das nicht der Fall ist.

Der wichtigste Faktor des Rollenspiels ist es, ein gefürchtetes Verhalten in einer sicheren Umgebung zu üben – und das können Sie auch dann trainieren, wenn Sie nicht an einer Gruppentherapie teilnehmen. Es ist nicht ganz so einfach anzuwenden wie eine Expositionsübung, weil Sie darauf angewiesen sind, Unterstützung von Freunden oder Bekannten zu erhalten, dafür ist aber die Hemmschwelle oft geringer und es wird nicht so viel Überwindung benötigt, um mit dem Rollenspiel zu beginnen.

Für die meisten Situationen ist es völlig ausreichend, wenn Sie eine weitere Person um Hilfe bitten. Sie treffen sich am besten in einer für Sie gewohnten Umgebung, in der Sie sich wohlfühlen und in der Sie ungestört sein können. Danach besprechen Sie gemeinsam die Situation, die in Ihnen Angst auslöst – das können natürlich auch mehrere sein, aber Sie sollten sich für jede Sitzung auf nur eine Situation beschränken, um sich selbst nicht zu überfordern. Wenn Ihnen mehrere Möglichkeiten einfallen, können Sie mit den Dingen beginnen, die am dringendsten sind und die Ihnen im Alltag am häufigsten begegnen. Damit können Sie schnell eine Menge Druck von sich nehmen und das in Sicherheit Geübte auch ins echte Leben übertragen.

Nachdem Sie die Situation festgelegt haben, sollten Sie die Rollen verteilen. An dieser Stelle gibt es zwei Möglichkeiten, die Sie in unterschiedlichen Sitzungen beide nutzen können; die Reihenfolge bleibt dabei Ihnen vorbehalten. Sie können zum einen die Rolle einnehmen, bei der Sie sich fürchten. Wenn Sie zum Beispiel Probleme damit haben, beim Bezahlen mit dem Kassierer zu sprechen, würden Sie den Kunden spielen und Ihr Bekannter wäre der Kassierer. Dann wäre es Ihre Aufgabe, den ersten Schritt zu machen, vielleicht noch einmal Rückfragen zu einem Produkt zu stellen und in Ihrer Geldbörse besonders lang nach Geld zu kramen – eben genau die Dinge, die Ihnen sonst als peinlich oder unangenehm erscheinen würden. Diese Rollenverteilung führt dazu, dass Sie Ihr Verhalten direkt üben und erproben, wie Sie sich in der Situation tatsächlich verhalten können. Außerdem beinhaltet es auch Elemente der Exposition, weil Sie sich – zumindest im Spiel – mit Ihren Ängsten konfrontieren. Alternativ könnten Sie auch die Rolle des Kassierers einnehmen und Ihren Bekannten dabei beobachten, wie er sich bei einem Kauf verhält. Sie können von seinen Impulsen lernen und indirekt beobachten, wie ein Kassierer sich in einer solchen Situation verhält, was er denken könnte und so weiter. Lassen Sie dann auch Ihren Bekannten genau die Dinge tun, die Ihnen normalerweise schwerfallen würden, und schauen Sie, wie Sie darauf reagieren – ob Sie es tatsächlich ätzend finden, wenn ein Kunde lange nach Geld sucht, und genervt sind, wenn er eine Frage stellt, oder ob Ihre Gedankenwelt nicht doch eine ganz andere ist.

KOGNITIVE UMSTRUKTURIERUNG

Hierbei handelt es sich um ein Verfahren, das mit der zweiten Welle der kognitiven Verhaltenstherapie etabliert wurde. Der Fokus liegt auf der gezielten Veränderung von Wahrnehmungs-, Denk- und Einstellungsmustern, die für den Betroffenen belastend und nicht funktional sind. Die kognitivc Umstrukturierung beinhaltet drei Kernkomponenten.

Die erste Komponente ist die Psychoedukation. Ganz allgemein handelt es sich bei Psychoedukation um eine therapeutisch angeleitete Begleitung, um Fachwissen zu psychischen Erkrankungen zu erlernen und die Mechanismen dahinter zu verstehen. Es geht also darum, dass sich auch Laien das Wissen der Experten aneignen und dadurch beginnen, sich selbst besser zu verstehen. Im Rahmen der kognitiven Verhaltenstherapie geht es dabei vor allem darum, die Modelle aus der ersten, zweiten und dritten Welle zu erarbeiten und zu begreifen. Patienten sollen aufgeklärt werden, wie ihre Erkrankung möglicherweise entstanden sein könnte, wie weit sie in der Bevölkerung verbreitet ist und welche Möglichkeiten es zur Behandlung gibt.

Darauf folgt die explorative Komponente. In diesem Schritt geht es darum, die kognitiven Strukturen des Patienten zu erkunden. Nicht funktionale Gedankengänge, Schemata und Überzeugungen sollen gemeinsam mit dem Therapeuten erkannt und benannt werden. Es ist wichtig, dass sich der Betroffene darüber bewusst wird, dass seine Gedanken bestimmte Symptome auslösen können, und dass die Automatismen, die er über die Zeit gelernt hat, nicht so förderlich sind, wie sie vielleicht scheinen - er soll erkennen, dass sie schädlich für ihn sind. Bei der explorativen Komponente geht es nicht darum, dass der Therapeut den Patienten überzeugt oder überredet; es ist kein Kampf darum, wer Recht hat und wer nicht. Das

Herausarbeiten der Erkenntnis, dass die Gedanken zu Problemen führen, ist das unantastbare Privileg des Patienten; alles andere würde viel eher zu Trotz und Ablehnung führen.

Zuletzt folgt dann die Interventionskomponente. Nachdem also alte Strukturen als fehlerhaft und wenig funktional erkannt wurden, geht es darum, neue Prozesse und Automatismen aufzubauen, die in Zukunft verwendet werden können, um Reize und Informationen wahrzunehmen und die Umwelt sinnvoll zu verarbeiten. Die gezielte Veränderung ist also eines der wichtigsten Elemente, um einem Menschen dabei zu helfen, sich von seinen Symptomen zu erholen und in Zukunft auf positive Verarbeitungsprozesse zurückgreifen zu können.

Bildlich gesprochen, geht es bei der kognitiven Umstrukturierung darum, dass der Patient zuerst erfährt, was kognitive Prozesse sind und was sie mit ihm machen; er lernt also, dass er eine Brille hat, die seine Sicht auf die Dinge beeinflusst. Danach wird zusammen mit dem Therapeuten erkundet, dass das eigene Glas ständig halb leer ist und dass das bei anderen Menschen nicht so zu sein scheint; es wird vertieft, warum das so ist und welche Gedanken dazu führen. Wenn dieser Schritt vollständig abgeschlossen ist, werden die Prozesse so umstrukturiert, dass das Glas endlich wieder halb voll sein kann.

Zum Abschluss der Therapie kann auch eine weitere Informationsvermittlung stattfinden, in der das Ende der Therapie direkt angesprochen und als möglicher Stressfaktor benannt wird. Hier kann es dann auch sinnvoll sein, Frühwarnzeichen für das Wiederauftreten einer Erkrankung zu lehren und dem Patienten damit die Möglichkeit an die Hand zu geben, schon vor dem Ausbruch der Krankheit Hilfe in Anspruch zu nehmen und das Schlimmste zu verhindern.

Eine der wichtigsten Techniken, die dabei helfen, nicht funktionale Prozesse aufzudecken und durch hilfreiche Gedankengänge zu ersetzen, sind sogenannte Gesprächstechniken. Hierbei ist der Therapeut dazu angehalten, wertfrei nachzufragen, wenn der Patient über seine Wahrnehmungen und Interpretationen der Welt berichtet, um die Unterhaltung damit in die richtige Richtung zu lenken. Das kann durch offene Fragen, Konkretisieren, Zusammenfassen und eine mitfühlende Grundhaltung geschehen - dabei kann schon allein der Perspektivwechsel des Patienten, also, dass er dem Therapeuten etwas erklären soll, hilfreich sein und zur Heilung beitragen.

Des Weiteren gibt es bestimmte Frageformen, die dabei helfen, Prozesse als problematisch zu erkennen. Sie heißen „Disputationstechniken“ und dienen dem Widerlegen fehlerhafter Ansichten. Es gibt beispielsweise die empirische Disputation, also die Frage danach, welche Beweise es für die fälschliche Annahme des Patienten gibt. Auch das Fragen nach Definitionen oder einem Rollentausch kann zu neuen Einsichten führen und den Betroffenen genauer über die Dinge nachdenken lassen, die sonst ganz automatisch passieren. Es kann auch helfen, kognitive Fehler direkt zu benennen oder logische Argumente anzubringen. Eine letzte Technik ist die hedonistische Disputation; hedonistisch bezeichnet dabei eine Bewertungsmethode, die Objekte nach lustfördernden oder erfreulichen Aspekten beurteilt. Bei dieser Disputation geht es darum, zu fragen, ob ein bestimmtes Verhalten oder ein bestimmter Gedankengang sich überhaupt positiv auf den Patienten auswirken kann oder eben nicht.

Alle Techniken vereint bilden den sokratischen Dialog. Hierbei wird ein Gespräch dynamisch entwickelt und die Techniken werden so lange miteinander kombiniert, bis der Patient die Erkenntnis erlangt, dass seine Prozesse nicht funktional sind und bearbeitet werden sollten. Damit Sie sich das besser vorstellen können, folgen einige Beispiele für die genannten Techniken. Sie beziehen sich auf einen Patienten, der depressiv ist und aufgrund seines verminderten Selbstwertgefühls davon ausgeht, er sei nicht liebenswert. Sobald er diese Äußerung macht, also sagt, er empfinde sich als nicht liebenswert, kann der Therapeut nach Beweisen für die Behauptung des Patienten fragen: „Welche Belege haben Sie dafür, nicht liebenswert zu sein?“ Gerade am Anfang wird es dem Patienten gelingen, einige gute Gründe aufzuzählen, die für ihn dazu führen, dass er von anderen Menschen nicht geliebt werden kann – er könnte sich beispielsweise als Versager sehen oder als jemanden betrachten, der andere immer nur enttäuscht, der sich zurückzieht und seinen Mitmenschen viele Probleme bereitet. Nachdem er diese Gründe genannt hat, kann es für den Therapeuten sinnvoll sein, den Begriff „liebenswert“ vertiefend zu behandeln, er fragt also nach einer Definition durch den Patienten.

In diesem Fall wird er wahrscheinlich einzelne Eigenschaften oder Charakterzüge, vielleicht auch andere Merkmale nennen, die für ihn einen liebenswerten Menschen ausmachen. Bei Personen, die an Depressionen erkranken, folgt oft ein Schwarz-Weiß-Denken, sie teilen also klar ein zwischen liebenswert und nicht liebenswert. Diesen Fehlschluss gilt es als Nächstes zu benennen; die zu nutzende Technik wäre „kognitive Fehler benennen“. Der Therapeut kann also fragen: „So, wie Sie das berichten, scheint es, als gäbe es nur schwarz oder weiß. Stimmt es denn, dass Menschen entweder vollkommen oder gar nicht liebenswert sind?“

Hier kommt der Patient dann ins Straucheln, muss genauer darüber nachdenken. Es hilft, nach einer erneuten Definition zu fragen und auch nachzuhaken, ob diese denn nun auf den Patienten selbst zutreffen würde oder nicht. Legt er bei sich selbst die Messlatte höher als bei anderen Menschen, folgt die logische Disputation: „Es scheint, als würden die Maßstäbe für Sie viel strenger sein als für andere Menschen, stimmt das denn wirklich?“ Ist der Patient danach immer noch davon überzeugt, nicht liebenswert zu sein und denkt, seine Beurteilung sei gerechtfertigt, kann die hedonistische Disputation ihren Einsatz finden: „Was haben Sie denn davon, so zu denken?“ Außerdem kann auch die letzte Technik, der Rollentausch, sehr nützlich sein: „Wenn ich Sie wäre, was würden Sie als Therapeut mir darauf antworten?“ Im Lauf des Dialoges geht es darum, flexibel auf den Patienten einzugehen und ihn letztendlich zu einer Erkenntnis zu bringen; es sollte nicht überredet und nicht gedrängt werden.

Für Sie zu Hause können solche Techniken auch sehr nützlich sein, gerade dann, wenn Sie merken, dass Sie immer wieder in alte Denkmuster fallen, die Sie nicht weiterbringen. Es ist wichtig, dass Sie Denkfehler als solche erkennen. Dazu können Sie einen Gedanken, der sich Ihnen aufdrängt, für einen Moment näher betrachten: Halten Sie ihn fest und schauen Sie, was er Ihnen sagen möchte. Ein typisches Muster, in das viele Menschen fallen, wäre zum Beispiel der Gedanke „Ich werde das nicht schaffen".

Wenn Sie so etwas auch bei sich beobachten, gehen Sie einen Schritt zurück und stellen Sie sich selbst die Fragen, die zur kognitiven Umstrukturierung genutzt werden. Fragen Sie sich: „Welche Beweise habe ich dafür, dass ich es nicht schaffen werde?" und schauen Sie, ob Sie darauf eine Antwort finden oder nicht. Sollte Ihnen eine gute Antwort einfallen, dann fragen Sie weiter: „Was habe ich davon, so zu denken?" oder „Was heißt zu scheitern überhaupt?" Sobald es keine Antwort mehr gibt, ist das der Beleg dafür, dass der Gedanke nicht funktional ist und nur eine Angst, die durch Ihre eigene Brille erzeugt wurde.

Wenn Sie zu diesem Schluss kommen und einen Gedanken als nicht funktional identifiziert haben, sollten Sie sich im nächsten Schritt fragen, was denn ein anderer Mensch an Ihrer Stelle denken würde. Hätte Ihr bester Freund in diesem Augenblick auch die Vermutung, dass er scheitern würde? Oder würde er vielleicht positiver an die Sache herangehen? Was würde jemand denken, den Sie bewundern oder zu dem Sie aufschauen? Was würde jemand denken, der nicht scheitern wird? Mit diesen Antworten haben Sie dann Denkmuster identifiziert, die hilfreich sind und die die Angst abbauen können; nutzen Sie diese Gedanken und halten Sie sie fest. Nicht selten drängen sich die negativen Denkmuster wieder auf, aber es wird Ihnen leichter fallen, sie zu erkennen. Außerdem werden Sie mit der Zeit eine Reihe von hilfreichen Gedankengängen identifiziert haben, die Sie dann schnell einsetzen und sich an sie erinnern können. Auch hier gilt wieder: Übung macht den Meister. Die neuen Strukturen müssen erst eine Zeit lang angewendet werden, bis sie auf Dauer im Gedächtnis bleiben.

DIALEKTISCH BEHAVIORALE THERAPIE

Bei der dialektisch behavioralen Therapie handelt es sich um ein Verfahren, das aus der dritten Welle der Verhaltenstherapie stammt. Dementsprechend werden nicht nur Modelle zum Lernen und Verlernen von fehlangepasstem Verhalten genutzt, sondern auch Achtsamkeit und Akzeptanz haben ihren Einzug in diese Intervention gefunden.

Ursprünglich wurde die dialektisch behaviorale Therapie von einer amerikanischen Psychologin entwickelt, die das Ziel verfolgte, auch den Menschen helfen zu können, bei denen eine normale Verhaltenstherapie nicht zu wirken schien. Es gibt bestimmte Personengruppen, bei denen eine normale Verhaltensänderung nicht ausreichend ist und nicht alle Symptome beseitigen kann. Das ist vor allem dann der Fall, wenn Menschen chronisch unter Suizidalität leiden oder starke Schwierigkeiten damit haben, ihre Emotionen zu kontrollieren. Dies trifft insbesondere auf Patienten mit einer Borderline-Persönlichkeitsstörung zu, die die Psychologin mit ihrer neuen Therapie ansprechen und ihnen helfen wollte.

Persönlichkeitsstörungen sind dadurch gekennzeichnet, dass sie sich in der Interaktion mit anderen Menschen äußern; Betroffene haben also häufig Probleme damit, in einem sozialen Kontext zu funktionieren und gesunde Beziehungen mit und zu anderen Personen aufzubauen. Dementsprechend ist das Leid, das durch Persönlichkeitsstörungen ausgelöst wird, nicht nur bei den Betroffenen, sondern auch in ihrem Umfeld sehr groß. Bei Borderline klagen Patienten über große innere Anspannungen und Probleme damit, die eigenen Emotionen zu regulieren; heftige Stimmungsschwankungen sind häufig und werden als sehr belastend erlebt. Beziehungen sind oft sehr konfliktbehaftet, der Erkrankte schwankt zwischen Liebe und Hass, Schwarz und Weiß. Dazu kommen ein Gefühl innerer Leere und häufige Selbstentwertung, die nicht selten mit Selbstschädigung einhergeht.

Eine reine Verhaltensänderung ist bei solch einer tiefgreifenden Erkrankung meist nicht ausreichend, deswegen wurde die dialektisch behaviorale Therapie entwickelt. Sie setzt sich aus zwei Teilen zusammen, die in jeweils unterschiedlicher Umgebung stattfinden und eine andere Schwerpunktsetzung haben. Das zentrale Ziel der Therapie liegt darin, eine Balance zu finden zwischen Strategien, die dabei helfen, ein Problem zu verstehen und zu respektieren, und solchen, die dazu beitragen, es zu verändern.

Der erste Teil ist das Einzelsetting. Hier trifft der Patient in Einzelsitzungen auf den Therapeuten und bearbeitet seine konkreten Probleme mithilfe der Methoden der ersten und zweiten Welle. Dazu werden die Problembereiche zunächst in einer Hierarchie angeordnet, bei der das drängendste Problem ganz oben steht. Bei Personen mit Borderline-Störung ist das häufig Suizidalität, danach folgen Therapie-beeinträchtigendes Verhalten und Verminderungen der Lebensqualität. Die therapeutische Beziehung ist dabei von großer Bedeutung, weil Patienten zu einem extremen Negativismus neigen, der schnell dazu führt, dass sie eine Therapie abbrechen, den Therapeuten als ihren Retter oder als vollkommen unfähig betrachten.

Patienten sollen außerdem ein Tagebuch führen, in dem sie ihr eigenes Verhalten dokumentieren und analysieren. Darin berichten sie über eventuelle Suizidversuche oder selbstschädigendes Verhalten wie zum Beispiel Drogenkonsum, riskantes Autofahren oder Selbstverletzung, schreiben aber auch auf, wann und wie sie Fähigkeiten einsetzen, die sie in der Therapie erlernt haben und welche Wirkung das hatte. Das soll dabei helfen, dass Patienten mit der Zeit lernen, ihr Verhalten und ihre Gefühle selbst zu regulieren und auf die erarbeiteten Fähigkeiten zurückzugreifen, anstatt sich selbst zu schädigen.

Der zweite Teil ist eine Gruppentherapie, in der mehrere Patienten gemeinsam Fähigkeiten erlernen, die sie im Alltag einsetzen können, um mit ihren Symptomen umzugehen und die Kontrolle wiederzuerlangen. Die Gruppentherapie wird von zwei Therapeuten geleitet und hat damit eine

Art Workshop-Charakter; es ist also ausdrücklich erwünscht, dass die Patienten Kritik äußern und Anregungen geben. Damit soll eine entspannte und offenen Atmosphäre entstehen, die dazu führt, dass jeder sich vorbehaltlos äußern kann.

Die Gruppensitzungen finden regelmäßig statt und vermitteln fünf zentrale Fertigkeiten: innere Achtsamkeit, zwischenmenschliche Fähigkeiten, Umgang mit Gefühlen, Selbstwert und Stresstoleranz.

Bei der Achtsamkeit werden Methoden und Meditationen genutzt, die Sie bereits in einem früheren Kapitel kennengelernt haben. Ziel ist es, dass Patienten lernen, sich selbst besser spüren und wahrnehmen zu können und in stressigen Situationen das richtige Maß finden, um an ihnen bewusst teilnehmen zu können oder eine gewisse Distanz zu ihnen zu bewahren. Zentral ist es, den Patienten zu vermitteln, dass sie selbst die Kontrolle über ihre Gefühle behalten können und einer Situation nicht hilflos ausgeliefert sind. Außerdem lernen sie, dass sie nicht alles, was ihnen geschieht, zwangsweise bewerten müssen, nicht immer in Gut oder Schlecht, Nett oder Böse einteilen müssen.

Im Modul der zwischenmenschlichen Fähigkeiten sollen die Teilnehmer Kontakte knüpfen und pflegen. Im Austausch mit den anderen Patienten soll dabei geübt werden, ob es in einer Situation wichtiger ist, die Beziehung zu dem Gegenüber aufrechtzuerhalten und nicht zu gefährden, oder ob es von größerer Priorität ist, den eigenen Willen durchzusetzen. Das ist eine Entscheidung, die viele Borderline-Patienten nicht treffen können. In stressigen Situationen entscheiden sie sich scheinbar willkürlich für das eine oder das andere, ohne eine sinnvolle Abwägung durchführen zu können.

Es werden außerdem förderliche Aussagen erarbeitet, die den Menschen dabei helfen sollen, auf eigene Wünsche und Ziele zu achten, auf die eigene Meinung bestehen zu können, die eigene Selbstachtung aufrechtzuerhalten und dabei Beziehungen zu anderen Personen nicht zu gefährden und weiter von ihnen respektiert zu werden. Zu solchen Aussagen gehören beispielsweise „Ich bin es wert, geliebt und geachtet zu werden" oder „Ich habe die Erlaubnis, dafür zu sorgen, dass es mir gutgeht."

Es können, ähnlich wie bei den Rollenspielen, auch soziale Kompetenzen erlernt werden, die dann außerhalb der Therapie Anwendung finden und den Patienten dabei helfen, Interaktionen problemlos gestalten zu können.

Eine weitere zentrale Fertigkeit ist der Umgang mit Gefühlen. Hierbei sollen Patienten zunächst lernen, ihre eigene Gefühlswelt besser ergründen zu können: Ihnen wird beigebracht, eigene Gefühle zu erkennen und zu benennen, anschließend sollen sie lernen, welche Bedeutung eine Emotion für das eigene Handeln hat. Es geht dabei nicht darum, Negatives zu unterdrücken oder zwanghaft zu kontrollieren; viel eher soll ein gesunder und produktiver Umgang mit allen Gefühlen geschult werden - denn hierbei handelt es sich um wichtige Signale in sozialen Interaktionen, die etwas über unser Innenleben aussagen, die Beziehung zu unserem Gegenüber beeinflussen können und symbolisch für unsere Wünsche und Bedürfnisse stehen. Am Ende sollen nicht nur die Bedeutung und die Auswirkung verschiedener Gefühlsausdrücke gelernt werden, Patienten sollen außerdem einen akzeptierenden Umgang mit ihnen entwickeln.

Auch die Stresstoleranz ist ein wichtiges Element. Im ersten Schritt sollen Patienten die Tatsache akzeptieren lernen, dass sie sich im Stress befinden. Es ergeben sich in solchen Situationen drei Handlungsalternativen, zwischen denen Patienten wählen können: Sie können sich dazu entscheiden, gedanklich einen Schritt zurückzutreten und eine gewisse Distanz von der gegenwärtigen Situation zu wahren. Alternativ können sie ihr Denken auf das Hier und Jetzt und die nächsten Minuten beschränken oder, als letzte Alternative, den Fokus auf einen starken Sinnesreiz legen - beispielsweise einen Eiswürfel auf ihrer Haut. Es soll gelernt werden, Krisen auszuhalten und durchzustehen und innere Anspannung zu reduzieren.

Unter dem Gesichtspunkt „Selbstwert“ sollen Patienten lernen, dass auch sie etwas wert sind. Dabei soll die Einstellung zu sich selbst verbessert werden, damit Betroffene es schaffen, auf sich selbst zu achten, für sich zu sorgen und sich zu lieben. Das Ziel ist es, ein gesundes Maß an Selbstakzeptanz und Selbstvertrauen aufzubauen, auf das auch in Krisenmomenten zurückgegriffen werden kann. Zudem stellt sich jeder Patient einen Notfallkoffer zusammen, in dem er wichtige Hilfsmittel aufbewahrt, die ihn dabei unterstützen, Stress zu tolerieren. Außerdem führt er Kärtchen mit sich, auf denen er die wichtigsten gelernten Fähigkeiten notiert hat, um sie im Krisenfall immer abrufbar zu haben. Die Wirksamkeit der dialektisch behavioralen Therapie wurde mittlerweile in mehreren Studien nachgewiesen und gilt damit als belegt.

Obwohl sie speziell für Personen mit emotionaler Instabilität entwickelt wurde, können einige ihrer Methoden auch in Ihrem Alltag Platz finden, um Ihre Lebensqualität zu verbessern und Ihnen dabei zu helfen, eigene Probleme zu lösen. Zunächst ist die Vorgehensweise in der Einzeltherapie sehr spannend und überaus nützlich: Die eigenen Probleme in einer Hierarchie anzuordnen, kann einen guten Überblick verschaffen und eigene Baustellen verdeutlichen. Nehmen Sie sich also die Zeit und schreiben Sie einmal all die Probleme auf, die Ihnen in den Sinn kommen und die Sie gern ändern möchten. Danach fangen Sie an, abzuwägen: Was sind die Sachen, die Sie wirklich stören und die Sie dringend ändern wollen, was schränkt Sie im Alltag erheblich ein und was kann auch noch bis zu einem späteren Zeitpunkt warten? Nachdem Sie Ihre Probleme der Wichtigkeit nach geordnet haben, gilt es, sie anzugehen. Positive Formulierungen können dabei schon eine große Hilfe sein: Setzen Sie sich also Ziele in Form von Dingen, die Sie erreichen und schaffen wollen. Ihr Ziel, beim nächsten Einkauf die Angst mit den gelernten Techniken zu bekämpfen und dadurch weniger ängstlich zu sein, können Sie auch positiv formulieren: Sie möchten durch das Bekämpfen der Ängste mutiger werden.

Auch die Tagebuchmethode kann im Alltag sehr nützlich sein, um eigene Stärken und Schwächen zu erkennen und eine bessere Verbindung zu sich selbst aufzubauen. Ein Tagebuch stellt eine gute Grundlage zur Analyse des eigenen Verhaltens dar. Führen Sie dafür ein kleines Notizbuch mit sich, in das Sie jederzeit Einträge schreiben können. Das Format können Sie selbst bestimmen, es sollte sich aber dazu eignen, jeden Tag in Ihrer Tasche oder Ihrem Rucksack getragen zu werden. Sie sollten in dem Buch von Situationen oder Erlebnissen berichten, die Sie als belastend empfunden haben, die vielleicht eine Krise für Sie darstellten, die in Ihnen Angst ausgelöst haben oder anderweitig unangenehm waren. Es können auch ganz einfach Situationen sein, bei denen Sie sich im Nachhinein über Ihre Reaktion ärgern oder wünschten, Sie hätten sich anders verhalten. Der Eintrag sollte so bald wie möglich erfolgen, muss aber nicht unmittelbar nach dem Erlebnis geschehen, wenn Sie hierfür keine Zeit haben. Sie sollten sich die nötige Ruhe nehmen und genügend Zeit einplanen, um das Geschehene ohne Druck aufschreiben zu können und sich an möglichst viele Details zu erinnern.

Sie beschreiben die Situation möglichst objektiv. Notieren Sie, was geschehen ist, und orientieren Sie sich dabei an der zeitlichen Abfolge der Ereignisse. Schreiben Sie auf, wie die Situation entstanden ist, welche Reize auf Sie gewirkt haben und was Ihre Reaktion war. Dabei ist es nicht nur von Bedeutung, dass Sie sich daran erinnern, was Sie getan oder gesagt haben, sondern auch, wie Sie sich gefühlt haben - was hat die Situation mit Ihnen gemacht? Hat sie Angst oder Wut ausgelöst? Erinnern Sie sich außerdem daran, wie Ihre Verhaltensreaktion sich auf Ihre Gefühlslage ausgewirkt hat - ging es Ihnen danach besser oder schlechter? Fühlten Sie sich erleichtert oder bekamen Sie aufgrund Ihrer Reaktion Schuldgefühle? Bemühen Sie sich, so viele Details wie möglich zu notieren.

Nach dem Aufschreiben sollten Sie versuchen, ein bisschen Abstand von der Situation zu gewinnen. Das Schreiben an sich kann schon dazu beitragen, den Kopf freizukriegen und gedanklich mit dem abzuschließen, was geschehen ist. Häufig werden Gedanken an etwas, das uns sehr beschäftigt, weniger drängend, wenn wir sie erst einmal aufgeschrieben haben und uns damit erlauben können, sie loszulassen.

Am Abend oder am nächsten Tag können Sie sich dann noch einmal die Zeit nehmen und sich mit dem Eintrag, den Sie geschrieben haben, beschäftigen. Lesen Sie sich in Ruhe durch, was geschehen ist, und versuchen Sie, wie ein Ermittler herauszufinden, worin die Ursache lag, was daraus folgte und wie Sie sich verhalten haben. Versuchen Sie die einzelnen Akteure in der Situation zu benennen und zu verstehen, welcher Auslöser zu welcher Reaktion geführt haben könnte. An dieser Stelle ist es auch hilfreich, wenn Sie ein besonderes Augenmerk auf die von Ihnen notierten Gefühle legen. Was hat sie ausgelöst? Warum haben Sie mit ebendiesem Gefühl reagiert, welche andere Reaktion wäre denkbar gewesen? Und wie haben Ihre Gefühle Ihr Verhalten, Ihre Reaktion beeinflusst? Welche alternative Reaktion wäre denkbar gewesen, hätten Sie sich anders gefühlt?

Bei der Analyse Ihres eigenen Verhaltens sollten Sie so sorgfältig sein wie möglich; das kann Ihnen dabei helfen, sich selbst besser zu verstehen und wiederkehrende Muster zu erkennen, die immer wieder zu Problemen führen. Die Analyse wird Ihnen leichter fallen, je häufiger Sie sie durchführen. Auch Ihre Verhaltensmuster werden Ihnen mit der Zeit bekannt vorkommen und Sie können schneller verstehen, was Sie gefühlt haben und warum.

Ein weiterer wichtiger Punkt, den Sie dabei nicht vernachlässigen sollten, ist, auch von Situationen zu schreiben, in denen Sie sich genau so verhalten haben, wie Sie es tun wollten – in denen Sie sich deswegen gut gefühlt haben und stolz auf sich waren. Sie können auch Momente notieren, in denen Sie gelernte Techniken – wie zum Beispiel Achtsamkeit – genutzt haben, um mit Stress umzugehen.

Hierbei geht es dann weniger darum, problematisches Verhalten aufzudecken und zu ergründen, als darum, sich selbst vor Augen zu halten, dass man sehr wohl produktiv mit schwierigen Situationen umgehen kann. Außerdem können Sie auf diese Weise herausfinden, was Situationen kennzeichnet, die Sie erfolgreich bewältigen können, und was sie von solchen unterscheidet, in denen Sie das nicht schaffen. Warum haben Sie hier anders reagiert? Was hat dazu geführt, dass Sie es geschafft haben, sich so zu verhalten, wie Sie wollten – und was müssen Sie tun, damit Ihnen das wieder gelingt?

Neben Achtsamkeitsmeditationen und Rollenspielen können Sie auch andere Konzepte nutzen, die im Gruppensetting der dialektisch behavioralen Therapie wichtig sind. Das Erkennen der eigenen Gefühle gehört zu den Fertigkeiten, die auch in Ihrem Alltag sehr nützlich sein können, denn oft erleben wir unsere Gefühlswelt als undurchsichtig und schwer verstehbar, wissen gar nicht so recht, wie oder warum wir uns so fühlen. Damit Sie Ihre Gefühle besser verstehen, müssen Sie sich in Momenten intensiver Emotionen erst einmal darüber bewusst werden, dass Sie gerade fühlen und dass Sie eventuell von Ihren Gefühlen gelenkt werden. Treten Sie dann gedanklich einen Schritt zurück und hören Sie in Ihren Körper hinein: Welche Anzeichen für Emotionen finden Sie? Welche Muskeln sind angespannt, welche sind gelockert?

Wenn Sie sich nicht sicher sind, was Sie fühlen, kann es auch sehr hilfreich sein, die Auslöser für Ihre Gefühlsregungen zu betrachten. Oft kann dies dabei helfen, sich selbst besser zu verstehen. Benennen Sie Ihre Gefühle klar; sagen Sie sich „Ich bin traurig, das ist Trauer“ oder „Ich bin wütend, das ist Wut.“ Unterscheiden Sie dabei Gefühle von körperlichen Empfindungen und machen Sie sich klar, dass es eben doch eine Emotion ist und kein Bauchschmerz, kein Unwohlsein.

Auch die Kompetenzen zu Stresstoleranz und Selbstwert können Sie für sich vertiefen. Nutzen Sie in stressigen Situationen, genau wie in der Therapie vorgeschlagen, Strategien der Achtsamkeit oder alternative Handlungen, die Ihnen dabei helfen können, eine Krise durchzustehen. Außerdem sollten Sie sich darum bemühen, eine positive Beziehung zu sich selbst aufzubauen. Dafür hilft es, sich regelmäßig daran zu erinnern, dass auch Sie es wert sind, von sich selbst und anderen geliebt zu werden. Sie haben es verdient, gut behandelt zu werden, das Beste aus Ihren Potenzialen herauszuholen und dann Fürsorge und Pflege zu erhalten, wenn Sie sie benötigen. Weder Perfektion noch Fehlerfreiheit sind dafür notwendig, ein wertvoller Mensch zu sein.

Nehmen Sie sich die Zeit, um Ihre Selbstzweifel zu ergründen und zu notieren. Haben Sie das Gefühl, wertlos oder ein Versager zu sein? Denken Sie, niemand könnte Sie lieben? Nachdem Sie all diese Selbstzweifel erfasst haben, nehmen Sie sich kleine Kärtchen zur Hand, auf denen Sie jeden Zweifel widerlegen. Notieren Sie also „Auch ich bin wertvoll für mich und die Menschen um mich herum“, „Ich kann meine Ziele erreichen, wenn ich das möchte“ oder „Es gibt Menschen, die mich lieben - und wenn ich es nur selbst bin.“ Diese Kärtchen tragen Sie nun immer bei sich, stecken Sie sie also am besten in Ihre Geldbörse oder eine andere Tasche, die Sie immer mit sich führen, wenn Sie das Haus oder die Wohnung verlassen. In Krisenzeiten nehmen Sie sie zur Hand und gehen sie durch, Satz für Satz wie ein Mantra, damit Sie sich daran erinnern können, dass Sie stärker sind als Ihre Zweifel.

MINDFULNESS-BASED STRESSREDUCTION

Auch diese Form der Intervention wurde in Amerika entwickelt und wird dort regelmäßig eingesetzt, um Menschen mit psychischen Problemen und viel Stress im Alltag zu helfen. In einem achtwöchigen Trainingsprogramm werden den Teilnehmenden die Grundlagen der Achtsamkeit vermittelt. Die Sitzungen finden wöchentlich und in Gruppen statt. Achtsamkeit soll gefördert werden und es soll erlernt werden, wie Stress im Alltag bewältigt werden kann.

Der Fokus liegt hierbei eher auf der Prävention von Erkrankungen als auf ihrer Behandlung. Die Mindfulness-based Stressreduction (achtsamkeitsbasierte Stressreduktion) richtet sich also vor allem an Menschen, die erste Beschwerden haben oder durch besonders viel Stress zur Risikogruppe verschiedener Erkrankungen gehören, aber noch nicht das Vollbild einer Diagnose erreicht haben und damit noch durch Stärkung der gesundheitsfördernden Faktoren vor dem Eintritt der Erkrankung geschützt werden können. In den zwei- bis zweieinhalbstündigen Sitzungen werden mit den Teilnehmenden Achtsamkeitsübungen durchgeführt, anschließend werden das Erleben und die auftretenden Empfindungen gemeinsam in der Gruppe besprochen und diskutiert. Außerdem wird erwartet, dass Personen, die an dem Programm teilnehmen, auch täglich zu Hause mindestens eine halbe Stunde lang Achtsamkeit praktizieren. Das soll ihnen dabei helfen, das Gelernte auch in ihren Alltag zu integrieren und nach dem Ende des Programms nahtlos in das selbstständige Praktizieren übergehen zu können.

Die Theorie, die hinter dieser Intervention steckt, ist, dass Teilnehmende die Funktionsweise ihres Bewusstseins kennenlernen können, um anschließend mit ihm zu arbeiten. Verdrängung oder Unterdrückung sollen, wie bei allen Achtsamkeitsübungen, vermieden werden. Die Kraft, die in negativen Gefühlen steckt, soll bewusst wahrgenommen und umgewandelt werden, damit sie auch für positive Regungen genutzt werden kann. Es soll vom sogenannten Doing-Modus in den Being-Modus gewechselt werden.

Der Doing-Modus ist konzeptuell, analytisch, sprachbasiert und meist automatisch; es handelt sich hierbei also um den Modus, in dem wir uns standardmäßig befinden - wir denken in Wörtern, nehmen uns damit Dinge vor, beladen uns mit Aufgaben oder schimpfen uns aus. Unser Fokus liegt dann häufig auf den Dingen, die es noch zu erledigen gilt, und nicht auf dem Augenblick, in dem wir uns befinden. Im Gegensatz dazu basiert der Being-Modus auf dem aktuellen Moment. Er ist erfahrungsbasiert, direkt und findet über die eingehenden Sinneswahrnehmungen statt. Durch eine Konzentration auf diesen Modus soll übermäßiges Grübeln verhindert werden. Außerdem führt er zu einer nachweisbaren Stressreduktion und damit zu mehr Lebensqualität im Alltag. Zudem können negative Gedankenspiralen mithilfe der Achtsamkeit frühzeitig erkannt und damit unterbunden werden. Wenn wir uns bewusst machen, dass wir unsere eigenen Gedanken und Gefühle durch Grübeln nur noch weiter aufschaukeln, ist das meist schon eine gelungene Unterbrechung ebenjener Gedankenkreise.

Eine wichtige Voraussetzung für das Programm ist, dass auch die Lehrer in ihrer Freizeit Achtsamkeit praktizieren. Sie sollen auf mehrjährige Erfahrung im Bereich der Meditation zurückgreifen können und das verkörpern, was sie ihren Teilnehmern vermitteln wollen – es ist also wichtig, dass sie vollkommen hinter den Prinzipien der Achtsamkeit stehen und Experten für das sind, was sie unterrichten. Obwohl recht viel Eigeninitiative von den Teilnehmenden gefordert wird, entscheiden sich die meisten von ihnen nach den acht Wochen dazu, Achtsamkeit zukünftig in ihren Alltag zu integrieren oder an einem weiteren Programm teilzunehmen, um das Gelernte zu vertiefen.

Die Basis für die achtsamkeitsbasierte Stressreduktion bilden drei Übungen: der Body Scan, achtsame Yogaübungen und die Sitzmeditation. Zusätzlich ist auch Achtsamkeit im Alltag wichtig, also das bewusste Wahrnehmen verschiedener Situationen sowie Akzeptanz im Umgang mit Schmerz und Enttäuschung. In einem Nachgespräch, das zwei Wochen nach der letzten Sitzung stattfindet, wird der Kurs für jeden individuell ausgewertet: Wurden die Erwartungen erfüllt? Was kann der Einzelne für sich mitnehmen? Zusätzlich gibt es einen Überblick über Möglichkeiten, die Übungen in den Alltag zu integrieren.

Die Wirksamkeit der achtsamkeitsbasierten Stressreduktion ist in verschiedenen Studien belegt worden. Außerdem gibt es erste Ansätze, das Konzept zu erweitern und auch auf psychische Störungen in Verbindung mit anderen Mitteln der kognitiven Verhaltenstherapie anzuwenden. Die achtsamkeitsbasierte kognitive Therapie findet ihren Einsatz vor allem bei depressiven Verstimmungen.

ACCEPTANCE-AND-COMMITMENT-THERAPIE

Auch die Acceptance-and-Commitment-Therapie beruht auf den Prinzipien der Achtsamkeit. Die beiden zentralen Aspekte, die vermittelt werden sollen, sind schon im Namen ersichtlich: Akzeptanz und Engagement.

Bei dieser Therapieform wird als Grund für eine psychische Störung angenommen, dass psychisches Leiden nicht durch problematische Emotionen oder nicht funktionale kognitive Prozesse hervorgerufen wird, sondern dass das Leid erst dadurch entsteht, dass wir solche Probleme krampfhaft vermeiden und kontrollieren wollen. Anhand dieser Grundlage kann man also davon ausgehen, dass es zur Reduktion der Beschwerden nicht unbedingt notwendig ist, nur noch positive Emotionen zu erleben, sondern vielmehr, förderlicher mit dem eigenen Erleben umzugehen.

Der Fokus der Therapie liegt also darauf, Akzeptanz zu vermitteln, sich persönlicher Werte und Wertvorstellungen bewusst zu werden und sie anschließend zu verwirklichen – es geht also neben der Akzeptanz auch um die Verhaltensaktivierung. Das Grundmodell ist das Hexaflex, das psychische Flexibilität vermitteln soll. Es handelt sich dabei um ein Sechseck, an dessen Ecken jeweils ein Kernelement der Therapie steht. All diese Elemente sind miteinander verbunden und bilden zusammen die psychische Flexibilität. Diese kennzeichnet sich dadurch, dass Menschen präsent sind, sich öffnen und das tun, was für sie wichtig ist.

Zu den Elementen der Haltung gehören Akzeptanz, Defusion und Ich als Kontext. Akzeptanz bedeutet, dass die Personen, die die Therapie wahrnehmen, lernen sollen, für Erlebnisse offen zu sein und auch Unangenehmes geschehen lassen zu können, ohne es zu verdrängen oder von sich zu schieben.

Die Defusion beschreibt, dass Gedanken leichtgenommen werden können. Es geht also darum, dass hinderliche Gedanken mit Abstand betrachtet werden können und man sich nicht von ihnen beherrschen lassen muss – der

Mensch soll also einen Schritt zurücktreten können und im Sinne der Achtsamkeit Gedanken beobachten und vorbeiziehen lassen, anstatt ihnen ausgeliefert zu sein.

Das Ich als Kontext bedeutet, dass Patienten ein stabiles Selbsterleben erlernen sollen – sie sollen also ein stabiles Empfinden ihres Selbst entwickeln, ein klares Bild davon, wer sie sind und was sie wollen. Darauf können sie sich dann auch in Krisensituationen rückbesinnen. Auch wenn sie von Gedanken und Erlebnissen durcheinandergebracht werden, nehmen sie einen ruhenden Pol in sich wahr, den sie als Stütze nutzen können.

Zu den Elementen der Handlung gehören Achtsamkeit, Werte und engagiertes Handeln. Mithilfe von Achtsamkeitsmeditationen sollen Patienten also auch bei abschweifenden Gedanken in die Situation zurückkehren können, in der sie sich befinden, und auf das achten, was gerade vor sich geht.

‚Werte' beschreibt, dass ein jeder ein Bewusstsein für die eigenen Werte entwickeln soll, um zu definieren, was ihm wichtig ist, und zu klären, wofür er sich einsetzen möchte und wofür nicht. Das geht dann einher mit dem engagierten Handeln: Menschen engagieren sich tatkräftig für das, was ihnen wichtig ist, was sie sinnvoll oder nützlich finden.

Psychische Inflexibilität folgt dann, wenn diese sechs Komponenten nicht erzielt werden können. Dafür wird ein separates Modell aufgestellt, an dessen sechs Ecken die Gegenpole der zuvor genannten Elemente der psychischen Flexibilität stehen: Erfahrungsvermeidung statt Akzeptanz; Gedanken als Tatsachen anzusehen, anstatt sich im Sinne der Defusion von ihnen zu distanzieren; krampfhaftes Festhalten an einem Selbstbild, das rein durch begriffliche Äußerungen definiert ist, anstelle eines inneren Pols; Verlust des Kontakts zum Hier und Jetzt statt Achtsamkeit; mangelnder Kontakt zu den eigenen Werten und unwirksames Handeln.

Was Sie aus diesem Therapiekonzept mitnehmen können, sind die Eckpunkte der psychischen Flexibilität, die Sie sich immer wieder vor Augen führen und trainieren sollten. Da Achtsamkeit und Akzeptanz bereits in vorherigen Kapiteln behandelt wurden, widmen wir uns im Folgenden den restlichen vier Ecken.

Defusion beschreibt, wie bereits erwähnt, eine gewisse Distanz zu eigenen, nicht förderlichen Gedanken. Neben Meditationen, in denen man die Gedanken einfach vorbeiziehen lässt, gibt es auch andere, kleinere Tricks, um Abstand zu gewinnen, die sich etwas flexibler in den Alltag integrieren lassen. Merken Sie, dass sich ein Gedanke negativ auf Sie auswirkt, nehmen Sie sich einen Augenblick Zeit, um sich genauer mit ihm zu beschäftigen. Anstatt zu versuchen, ihn zu verdrängen oder wegzuschieben, können Sie ihn sich beispielsweise als einen nachplappernden Papageien vorstellen - das kann Ihnen ziemlich bildlich verdeutlichen, dass Diskussionen oft zwecklos sind und Sie es besser mit Akzeptanz versuchen sollten. Außerdem nimmt das den Gedanken häufig die Ernsthaftigkeit und lässt sie damit auch direkt weniger bedrohlich wirken; das ist vor allem dann hilfreich, wenn Sie von furchtauslösenden Gedanken oder Ängsten geplagt werden. Wenn die Vorstellung des Papageien Ihnen nicht zusagt, können Sie Ihre Gedanken auch einfach benennen. Das kann Sie dabei unterstützen, Automatismen zu unterbrechen und zu verstehen, dass Sie selbst dazu in der Lage sind, Ihre Gedanken zu formen und zu beeinflussen. Mit genügend Übung wird sich auch Ihre Gedankenwelt ändern - wenn Sie es denn schaffen, automatische Eingebungen durch hilfreiche Alternativen zu ersetzen. Sollte sich Ihnen also die Idee aufdrängen „Ich bin ein Versager", dann unterbrechen Sie sich bewusst und erinnern sich daran, dass es eben doch nur ein Gedanke ist und nicht die Realität. Halten Sie den Augenblick fest und benennen Sie Ihre Vorstellung: „Ich habe den Gedanken, dass ich ein Versager bin."

Eine letzte, sehr sinnvolle Technik, um Abstand zu gewinnen, ist es, das gedankliche „Aber" durch ein „Und" zu ersetzen. Das gibt Ihnen häufig eine neue Perspektive auf die Situation und nimmt den sich aufdrängenden Sätzen die Kraft, die sie sonst nur allzu oft haben. Wenn Sie anstelle von

„Ich möchte mich gern mit meinen Freunden treffen, aber ich habe Angst“ Gedanken wie „Ich möchte mich gern mit meinen Freunden treffen und ich habe Angst“ haben, ist die Brille, durch die Sie auf die Welt blicken, direkt ein bisschen weniger schwarz. Sie können mit dieser Grundlage anfangen, Handlungsstrategien zu entwickeln und sich überlegen, wie Sie Freunde und Angst verbinden, anstatt das Treffen direkt aufzugeben, weil die Angst stärker sein könnte.

Ein stabiles Selbst zu finden, kann für viele Menschen schwierig sein, auch wenn sich das im ersten Moment gar nicht so anhört. Oft definieren wir uns selbst über Werte oder andere Eigenschaften, die wir von unserem Umfeld vermittelt bekommen oder die so tief in uns verankert liegen, dass es uns schwerfällt, uns auf eine andere Weise zu beschreiben. Die Idee, die im Rahmen der Acceptance-and-Commitment-Therapie vermittelt werden soll, ist aber, dass es ein Ich gibt, das mehr ist als all diese Eigenschaften. Mit Wörtern wie klug oder dämlich, erfolgreich oder scheiternd, arm oder reich, nett oder unfreundlich, engagiert oder demotiviert und so weiter versuchen Sie, etwas zu beschreiben – das Selbst ist also das, was dahintersteht; es mag all diese Eigenschaften in sich vereinen, es ist aber mehr als das. Sie können sich das wie eine innere Kraft oder einen inneren Pol vorstellen; die Quelle Ihres Seins oder die Stimme, die „Ich“ sagt und dabei Sie meint – denn davon gibt es nur eine einzige. Dieses Selbst kann durch einen Perspektivwechsel erreicht werden, bei dem man sich in das Beobachterselbst hineinversetzt – also in den Teil von sich, der einen Schritt zurücktreten und eine Szene einfach nur beobachten kann, ohne ein Teil von ihr sein zu müssen. Damit Sie sich selbst als Kontext sehen können, gibt es einige hilfreiche Fragen, die Sie sich stellen und dann darüber nachdenken können:

Wer bemerkt das gerade? Wie würde ein Freund oder ein Bekannter Sie in dieser Situation beschreiben? Wer erlebt diese Situation gerade: die Person, die Sie damals waren, oder der Mensch, der Sie heute, hier und jetzt sind? Welche unterschiedlichen Stimmen gibt es in Ihnen zu dem Thema und was sagen sie Ihnen?

Wenn Sie es schaffen, ein Gefühl für sich selbst zu entwickeln und bewusst aus Situationen heraustreten zu können, ist es im nächsten Schritt wichtig, dass Sie sich Ihrer eigenen Werte bewusst werden. Setzen Sie sich mit einem Stift und einem Zettel hin und schreiben Sie auf, was für Sie wichtig ist im Leben. Worauf kommt es Ihnen an? Worauf könnten Sie niemals verzichten? Was wollen Sie wirklich und was tun Sie nur, um anderen zu gefallen oder weil Sie das Gefühl haben, dass man das eben so machen muss, dass es sich so gehört? Hier eignet sich eine hierarchische Struktur hervorragend: Stellen Sie allem voran genau die Dinge, die Ihnen am allermeisten am Herzen liegen und erst darauffolgend die Dinge, auf die Sie auch verzichten könnten, wenn es erforderlich wäre.

Nachdem Sie Ihre eigenen Werte genauer beleuchtet haben, können Sie auch schon mit der letzten Komponente der Acceptance-and-Commitment-Therapie beginnen: dem engagierten Handeln. Da Sie hierfür Ihre Werte benötigen, ist es wichtig, dass Sie den vorherigen Schritt nicht überspringen oder nur halbherzig bearbeiten; nur mit einer guten Grundlage kann auch dieser letzte Schritt gelingen. Hierbei geht es nämlich darum, sich auch für die Dinge einzusetzen, die ganz oben auf der Liste stehen. Wandeln Sie Ihre Werte, Träume und Wünsche in konkrete Ziele um, die Sie bearbeiten können, um ihnen näherzukommen. Steht zum Beispiel Ihre Familie ganz oben auf der Liste Ihrer Prioritäten, können Sie überlegen, wie Sie mehr Zeit mit ihr verbringen; planen Sie gemeinsame Aktivitäten oder entwickeln Sie Routinen.

Das lässt sich auch auf andere Werte und Vorstellungen übertragen: Ist es Ihnen wichtig, bestimmte gesellschaftliche Themen voranzubringen, können Sie sich auch auf dieser Ebene engagieren, indem Sie zu Demonstrationen gehen, mit anderen Menschen diskutieren oder einer Partei beitreten. Das Ziel dieses letzten Schrittes funktioniert unabhängig davon, was Ihre Werte sind. Es geht nur darum, dass Sie sich um das bemühen, was Ihnen wichtig ist – und da wird es immer etwas geben, was Sie tun können.

8. Kognitive Verhaltenstherapie in Ihrem Alltag

In diesem Kapitel erfahren Sie, wie Sie weitere Elemente der kognitiven Verhaltenstherapie in Ihren Alltag integrieren können. Es handelt sich dabei um anwendungsnahe Beispiele, die über das hinausgehen, was Sie in den vorherigen Kapiteln gelernt haben. Das Ziel ist nun, die Theorien und Konzepte, die Sie gelernt und verstanden haben, auch in der Realität umzusetzen.

Das soll Ihnen dabei helfen, besser mit Belastung und Stress umzugehen – viele dieser Strategien dienen dazu, Stress zu bewältigen oder Ängste zu überwinden. Sie können Sie außerdem dabei unterstützen, Denkfehler besser zu erkennen und alternative Gedanken zu entwickeln. Damit packen Sie die Ursachen Ihrer Probleme bei der Wurzel und können Lebensqualität und Freude im Alltag zurückgewinnen. An dieser Stelle sei aber noch einmal betont, dass Sie sich auch nicht davor scheuen sollten, sich professionelle Hilfe zu suchen, wenn Sie das Gefühl haben, Ihre Probleme übersteigen Ihre Lösungsmöglichkeiten, oder wenn Ihr Leiden auch dann nicht besser wird, wenn Sie die Übungen in Ihren Alltag integrieren.

RESILIENZ

Manche Menschen wirken so, als wäre ihr Fell unendlich dick – jede Form von Stress prallt einfach an ihnen ab, Verzweiflung und Angst kann sie nicht erreichen und während andere schon längst in Hoffnungslosigkeit versunken wären, schaffen sie es, immer und immer weiterzumachen. Das, was dahintersteht, nennt sich Resilienz: die Fähigkeit, auch extreme Situationen durchzustehen, ohne davon einen Schaden zu nehmen. Bildlich können Sie sich das vorstellen wie einen Eimer, in dem über die Lebenszeit verteilt immer mehr Wasser tropft. Außerdem sammeln sich in dem Eimer Steine – Belastung und Traumata nehmen unterschiedlich viel Platz ein und verdrängen damit einen Teil des Wassers. Nun ist nicht nur die Größe des Eimers individuell verschieden, sondern auch die Steine ergeben sich aus der einzigartigen Lebensgeschichte eines jeden Menschen, haben unterschiedliche Formen und Größen. Ein psychisches Problem entsteht dann, wenn der Eimer überläuft – und bei Menschen, die viele Steine tragen oder von Geburt an einen kleinen Eimer haben, kann das auch bei kleineren Dingen, wie etwa Stress im Alltag, passieren. Bei anderen Personen fasst dieser Eimer mehr Wasser, ihre Steine sind kleiner und sie können deswegen auch größte Belastungen ohne Probleme durchstehen.

Knapp ein Drittel der psychischen Erkrankungen wird durch Stress ausgelöst. Natürlich wäre es besser, wenn wir es als Gesellschaft schaffen würden, den Stress zu reduzieren und nicht erst die durch ihn entstandenen Krankheiten zu heilen oder Menschen dazu zu bringen, stresstoleranter zu werden, aber bis es so weit ist, wird Ihnen die Resilienz ein wertvoller Schutzschild sein.

Obwohl es zahlreiche Trainings oder Coaches gibt, die Resilienz in einem Schnellprogramm lehren wollen, ist es doch nicht ganz so einfach. Letztendlich handelt es sich hierbei nicht um einen Muskel oder eine tatsächliche, dickere Haut, die man sich an- und wieder abstreifen kann. Viel Übung ist notwendig, um an sein Ziel zu gelangen. In den letzten Jahren hat die Forschung zum Thema Resilienz herausgefunden, dass es sich bei ihr eher um eine Form der Aktivität handelt: Denn resilient sind diejenigen Menschen, die in allem, was sie trifft, auch noch einen Hauch von Positivität finden können und deren Belohnungssystem auch dann noch anspringt, wenn andere längst verzweifelt wären. Positives in schwierigen Situationen zu finden, sollte Ihnen bekannt vorkommen – erinnern Sie sich an die Brille, durch die Sie die Welt betrachten. Damit sich die Gläser der Brille wieder heller tönen können, ist viel Übung notwendig. Sie müssen Denkfehler entdecken und als solche benennen, Sie müssen alternative Gedanken entwickeln und das so lange wiederholen, bis es automatisch funktioniert. Auch Achtsamkeitsübungen können dabei helfen, die Resilienz zu stärken.

Das ist die gute Nachricht, die die Resilienzforschung liefern kann: Auch, wenn es für manche Menschen leichter und für andere schwerer ist, lässt sich Resilienz doch immer durch genügend Übung erlernen. Die Strukturen, die im Gehirn aktiviert werden, sind veränderlich und lassen sich formen, es ist also nichts in Stein gemeißelt.

ABC-Schema

Das ABC-Schema hilft Ihnen dabei, automatische Gedanken als solche zu erkennen, damit Sie sie im Anschluss unterbrechen können. Diese Übung dient nicht nur der Identifikation, sie soll auch verdeutlichen, welche Konsequenzen die automatischen Gedanken für Sie haben. ABC steht dabei für Auslöser, „Beliefs" und „Consequences" - es sollen also der Auslöser, der daraus resultierende Gedanke und die folgenden Konsequenzen aufgedeckt werden.

Das machen Sie am besten, indem Sie erneut das Tagebuch nutzen, das Sie auch für andere, bereits vorgestellte Übungen mit sich führen. Hier ziehen Sie nun eine Tabelle, in der Sie Platz für jeden der Bereiche, also Auslöser, Gedanke und Konsequenz lassen. Auf unseren Sinneskanälen erreichen uns zu jedem Augenblick unendlich viele Informationen, die vom Gehirn zunächst einmal gefiltert werden müssen. Was letztendlich verarbeitet wird und was nicht, hängt von Ihren individuellen „Filtereinstellungen" ab. Möchten Sie nun das ABC-Modell nutzen, um zu erkennen, welche Art von Reizen es durch Ihren Filter schaffen und welche Folgen das hat, können Sie es zum Beispiel wie folgt angehen: Immer dann, wenn Sie einen Gedanken als belastend empfinden oder er sich Ihnen anderweitig aufdrängt, halten Sie die Situation in Ihrem Tagebuch fest. In der Spalte „Auslöser" beschreiben Sie dabei die konkrete Situation oder das Ereignis, das zu dem Problem geführt hat. Das könnte zum Beispiel ein bevorstehendes Date sein. In diesem Fall würden Sie aufschreiben: „Abendessen mit meiner Verabredung rückt näher."

In der nächsten Spalte notieren Sie, welche Gedanken auf diese Situation folgen - notieren Sie also Ihre Interpretationen der Situation, Ihre Bewertungen und Schlussfolgerungen. Hierbei handelt es sich um die Interpretation, die Ihr Gehirn aus den gefilterten Daten ableitet. Dieses Interpretieren der Realität ist eine der wichtigsten Funktionen unseres Gehirns, kann aber dann schädlich für uns werden, wenn wir uns zu weit von der Realität entfernen und in Fantasien leben, die uns belasten und einschränken. Das könnte zum Beispiel wie folgt aussehen: „Während des Dates werde ich sicherlich total nervös sein und deswegen kaum ein Wort herausbekommen. Mein Gegenüber wird mich für seltsam halten und mich ablehnen und wenn das immer so ist, werde ich niemals einen Partner finden."

Unter „Konsequenz" notieren Sie dann all Ihre Reaktionen, die auf den Gedanken folgen. Das betrifft sowohl körperliche als auch emotionale Reaktionen, aber auch direktes Verhalten. In diesem Fall könnten das Anspannung, Unruhe, Angst oder Herzrasen sein.

Im Sinne des ABC-Modells werden sowohl in der Kategorie „Gedanken" als auch in der Kategorie „Konsequenzen" zwei Arten unterschieden: Es gibt auf der Ebene der Gedanken rationale und irrationale Bewertungen und es gibt auf Ebene der Konsequenzen gesunde und ungesunde Emotionen. Aber auch ein anderer Mechanismus kann Beschwerden auslösen, denn der Ablauf des ABC-Schemas neigt dazu, zu einer Schleife zu werden, die sich kontinuierlich verstärkt. Das heißt, dass ein Auslöser zu einer Interpretation und damit zu einer Reaktion führt; die Reaktion wiederum verstärkt die Aufmerksamkeit auf den Auslöser, was die Interpretation weiter verzerrt und die Reaktion verstärkt und so weiter. Das Aufschreiben allein kann schon eine gute Stütze sein, um den Kreis zu durchbrechen. Sie können auch damit anfangen, über alternative Reaktionen zu einem gegebenen Auslöser nachzudenken.

Wenn Sie die Tabelle regelmäßig weiterführen, können Sie nach einiger Zeit erkennen, welche Muster in Ihrem Denken entstehen. Das heißt, Sie werden sehen, welche Situationen ähnliche Gedanken auslösen und was diese Situationen gemeinsam haben, außerdem lernen Sie Ihre Reaktionen auf negative Gedanken kennen und erfahren damit aus erster Hand, wozu die Gedanken denn eigentlich führen. Das kann Ihnen bereits dabei helfen, solche automatischen Gedanken zu widerlegen und zu durchbrechen, denn wenn Sie erkennen, dass ein Gedanke, der immer wiederkommt, auch nur immer wieder zu Angst oder anderen, unangenehmen Reaktionen führt, wird in Ihnen der Wunsch aufkeimen, dieses gedankliche Schema anzugehen und zu beseitigen. Damit haben Sie einen Änderungswunsch etabliert, einen der wichtigsten Punkte in der Therapie.

Spaltentechnik

Nachdem Sie jetzt also automatische und fehlangepasste Gedanken erkennen können, gilt es, sie auch zu verändern. Dafür gibt es eine weitere Technik, die ebenfalls am besten funktioniert, wenn Sie ein Tagebuch nutzen, in das Sie eine Tabelle zeichnen. Sie beruht auf der ABC-Methode und kann als Erweiterung verstanden werden; wenn Sie also beides verwenden, leisten Sie mit der ABC-Methode eine optimale Vorarbeit, damit auch die Spaltentechnik funktionieren kann.

Die Tabelle, die Sie dieses Mal zeichnen, ist in fünf Spalten geteilt. In der ersten Spalte beschreiben Sie die Situation, in der Sie sich befinden und die zu einem unangenehmen Erleben geführt hat. Nutzen Sie dabei zur Orientierung folgende Fragen und beantworten Sie mindestens eine davon, wahlweise auch mehr: „Was ist das Ereignis?“ oder „Was ist der Gedankengang oder die Erinnerung?“ oder „Welche Körperwahrnehmung hat das unangenehme Gefühl ausgelöst?“ Danach benennen Sie den automatischen Gedanken, den die Situation nach sich gezogen hat - auch das sollte Ihnen noch aus dem ABC-Modell bekannt vorkommen. In der Spaltentechnik gibt es aber noch eine kleine Erweiterung, die primär dafür gedacht ist,

Fortschritte über längere Zeitverläufe festzuhalten und damit auch kleine Verbesserungen sichtbar zu machen. Beschreiben Sie also zunächst den automatischen Gedanken, der dem negativen Gefühl vorausging, und schätzen Sie dann ein, für wie richtig Sie diesen Gedanken halten. Sie können dafür eine Skala von 0 bis 100 nehmen, denn in diesem Bereich können die meisten Menschen mittels Prozentangaben recht gut und unkompliziert arbeiten.

Anschließend beschreiben Sie, ganz im Sinne der ABC-Methode, das Gefühl, das als Konsequenz aus Ihren Gedanken resultierte. Auch hier nutzen Sie wieder eine Skala von 0 bis 100, dieses Mal, um die Stärke der Emotion zu kennzeichnen - denn auch bei ähnlichen Auslösern oder Gedanken ist die emotionale Reaktion nicht immer von gleicher Intensität. Auch hier lohnt es sich, zu vergleichen, welche Gründe dazu führen können, dass eine Reaktion besonders heftig ist und wann sie vergleichsweise mild bleibt. Sorgfältige Dokumentation ist an dieser Stelle das A und O.

Damit aus den automatischen Gedanken funktionale kognitive Prozesse werden können, sieht das Spaltenmodell noch zwei weitere Aspekte vor, die nicht nur der Analyse des Problems dienen, sondern auch dem Generieren neuer, förderlicher Gedanken. In der nächsten Spalte notieren Sie also den rationalen Gedanken, der in dieser Situation anstelle des automatischen Gedankens stehen könnte. Wenn Ihnen das sehr schwerfällt, können Sie sich auch fragen, was einer Ihrer Freunde in dieser Situation wohl denken würde - das ist häufig ein guter Anhaltspunkt für einen gesunden Gedankengang. Auch diesen rationalen Gedanken bewerten Sie hinsichtlich seiner Richtigkeit auf einer Skala von 0 bis 100.

In der letzten Spalte sollen Sie dann zu einem Ergebnis kommen. Hierzu bewerten Sie zunächst ein weiteres Mal die Richtigkeit des automatischen Gedankens, nachdem Sie den alternativen Gedanken generiert und bewertet haben. Wägen Sie ab, wie richtig sich Ihre ursprüngliche Einschätzung noch immer anfühlt oder ob sie nicht doch fehlerbehaftet sein könnte. An dieser Stelle ist es aber wichtig, dass Sie ehrlich zu sich selbst sind. Wenn sich der automatische Gedanke noch immer zu 100 % richtig anfühlt, dann ist das eben so und Sie sollten es auch so festhalten. Besserung zeigt sich in der Regel erst mit etwas Übung. Außerdem gibt es im Lauf der Heilung immer Tage, an denen es besser, und solche, an denen es schlechter funktioniert. Ein schlechter Tag ist kein Rückfall, sondern nur Teil eines viel längeren Prozesses, der auf seine gesamte Dauer betrachtet eben doch bergauf geht, selbst wenn es nicht immer danach aussieht.

Im letzten Schritt gehen Sie noch einmal genauer auf die Emotionen ein, die Sie spüren, nachdem Sie Ihren automatischen Gedanken ein zweites Mal bewertet haben. Fühlen Sie sich nun besser oder schlechter? Hat sich die Emotion geändert oder ist es noch immer dieselbe? Außerdem geben Sie auch hier wieder die Stärke der Emotion auf einer Skala von 0 bis 100 an. Damit Sie sich einmal vorstellen können, wie ein solcher Eintrag in der Tabelle aussehen könnte, folgt ein Beispiel – es wird die Situation mit der Angst vor dem Date fortgesetzt.

Hier ist der Auslöser also das bevorstehende Date. Dieses Ereignis reicht als Eintrag völlig aus und die beiden anderen Fragen können an dieser Stelle ignoriert werden. Der Auslöser führt zu dem Gedanken, man könne sich während des Dates peinlich verhalten und schlecht bei seinem Gegenüber ankommen, außerdem drängt sich die Befürchtung auf, aus diesem Grund immer allein zu bleiben. Dieser Gedanke wird, bei der ersten Betrachtung, als sehr wahrscheinlich richtig eingestuft, erhält also auf der Skala eine 90. Die darauffolgende Reaktion ist starke Angst – auf der Intensitätsskala eine 95. Die Person nimmt sich nun aber die Zeit, einen alternativen Gedanken zu ermitteln, wie zum Beispiel „Wahrscheinlich wird alles gut sein. Mein Gegenüber ist sicher auch nervös und findet es nicht schlimm, wenn ich ein bisschen aufgeregt bin."

Da die Person noch am Anfang ihrer Übungen steht, schafft sie es zwar, den Gedanken zu generieren, kann ihm aber selbst noch nicht so richtig glauben. Er schätzt also mit 70-prozentiger Wahrscheinlichkeit, dass der alternative Gedanke wahr sein könnte. Das tut der Methode an sich aber noch keinen Abbruch – denn das Nachdenken über eine Alternative allein bringt den Patienten im nächsten Schritt, dem Ergebnis, bereits dazu, seinen automatischen Gedanken auf der Skala nur noch mit einer 30 statt der ursprünglichen 90 zu bewerten. Hieran sehen Sie schon, dass es bei Weitem nicht um Perfektion geht, sondern darum, Fortschritte zu machen und sich allmählich zu verbessern, denn wenn der Patient nun auf seine Emotionen zurückkommt, wird er feststellen, dass er sich besser und weniger ängstlich fühlt. Vielleicht verspürt er sogar ein bisschen Vorfreude auf sein Date – und die Intensität der Angst hat von einer 95 ebenso abgenommen, liegt jetzt nur noch bei 25. Die Vorfreude hingegen ist jetzt sogar bei 60.

SORK-ANALYSE

In einem der vorherigen Kapitel hatten wir uns verdeckten Verstärkern gewidmet, also Faktoren, die dazu führen können, dass problematisches Verhalten weiter aufrechterhalten wird, weil es direkt oder indirekt belohnt wird. Es ist notwendig, solche verdeckten Verstärker zu erkennen, damit man sie letztendlich abbauen kann – nur so kann es langfristig zu einer Verhaltensänderung kommen.

Eine gute Technik, um das zu erreichen, ist die sogenannte SORK-Analyse. In der kognitiven Verhaltenstherapie ist sie ein echter Klassiker, um den Therapieerfolg sicherzustellen und neue Handlungsmuster zu etablieren. Sie beruht auf den Prinzipien der operanten Konditionierung und gehört damit zu den Verfahren aus der ersten Welle der Verhaltenstherapie.

„SORK" steht dabei für Situation, Organismus, Reaktion und Konsequenz. Die Methode funktioniert ganz ähnlich wie das ABC-Modell oder die Spaltentechnik, nur dass es hier vorrangig um die Analyse des eigenen Verhaltens geht, um problematische Aspekte aufzudecken und dann in einer separaten Übung zu verändern; die Veränderung an sich gehört aber nicht zur Analyse.

Bei der SORK-Analyse stellt sich Ihnen die Aufgabe, sich an die letzte Situation zu erinnern, in der das Problem auftrat. Es sollte am besten nicht allzu weit zurückliegen, damit Sie sich noch gut daran erinnern können. Nun beschreiben Sie zunächst die Situation: Was ist der Auslöser, was sind die Rahmenbedingungen? Wie kam es überhaupt erst zu dem Problem? Anschließend machen Sie Angaben zum „Organismus", also zu sich als Person. Hier geht es darum, Ihr ganz individuelles Päckchen an Sorgen und Gelerntem aufzuschlüsseln, das dazu führen könnte, dass Sie sich so verhalten, wie Sie es eben tun. Es ist hierbei nicht entscheidend, Ihre gesamte Lebensgeschichte zu erfassen – es geht nur um die Aspekte, die auch wirklich unmittelbar mit dem Problem zusammenhängen oder zusammenhängen könnten.

Danach beschreiben Sie Ihre Reaktion. Das machen Sie auf insgesamt vier Ebenen, um einen guten Überblick zu erhalten und besser verstehen zu können, was in Ihnen vorgeht. Die erste Ebene ist die Kognition: Hierzu gehören die ersten Gedanken, die auf die Situation folgen und die zu dem Problem führen, aber auch Sorgen und Befürchtungen. Auch hier ist es nicht erforderlich, wirklich jeden Gedanken aufzuschreiben, sondern nur die, die auch relevant hinsichtlich des Problems sind.

Die zweite Ebene ist die emotionale Reaktion. Sie notieren also, welche Gefühle Ihre Gedanken und die Situation in Ihnen auslösen. Seien Sie dabei gründlich und nehmen Sie sich Zeit, Ihr Innenleben auch richtig zu verstehen, denn häufig fällt es Menschen gar nicht so leicht, ihre Gefühle zu deuten. Hören Sie also sorgfältig in sich hinein und nehmen Sie die Gefühlsregungen in Ihrem Körper bewusst wahr, um diesen Schritt gut abzuschließen. Danach folgt die körperliche Ebene. Zu ihr zählen alle Reaktionen, die direkt von Ihrem Körper kommen und die Sie so richtig gar nicht beeinflussen können, weil sie viel eher ein Resultat der Situation, Ihrer Gedanken und Gefühle sind. Hier ist also eine gute Beobachtungsgabe gefordert, die am besten mit genug Distanz funktioniert, damit Sie sich nicht in der Situation verlieren.

Die letzte Reaktionsebene ist dann Ihr direktes Verhalten - Was tun Sie, nachdem Sie von der Situation erfahren haben? Wie kommt dieses Verhalten durch die vorherigen Reaktionen zustande?

Der letzte Schritt der SORK-Analyse ist der, der am wichtigsten ist: Hier geht es darum, die Konsequenzen Ihres Verhaltens aufzuzeigen. Dabei wird zwischen den kurzfristigen und den langfristigen Folgen unterschieden. Unter kurzfristigen Konsequenzen verstehen Sie all das, was unmittelbar auf Ihr Verhalten folgt; also die Dinge, die für Sie direkt spürbar sind und die wahrscheinlich auch die Motivatoren waren für Ihr Verhalten. Hierbei handelt es sich dann oft um eben jene verdeckten Verstärker, die Sie aufdecken möchten. Fragen Sie sich also: „Was hat mir mein Verhalten gebracht?“, „Wofür habe ich das getan?“, „Welche positiven Folge hatte es, mich so zu verhalten, wie ich es getan habe?“. Da es um Verstärker geht, sind positive Folgen des Verhaltens hier im Sinne der Übung förderlicher, wenn Ihnen aber negative Konsequenzen einfallen, können Sie diese selbstverständlich auch festhalten.

Die langfristigen Konsequenzen sind häufig ein bisschen schwieriger zu erfassen, weil Sie hier einen Blick in die Zukunft werfen müssen, um herauszufinden, was passieren könnte, wenn Sie das Verhalten weiter zeigen. Sie können auch darüber nachdenken, wozu die Situation hätte führen können, hätten Sie sich anders verhalten. Vielleicht fallen Ihnen positive Ausgänge ein, für die es sich lohnen würde, das Verhalten abzubauen - denn genau darum geht es hier. Die langfristigen Konsequenzen sollen die Probleme aufzeigen, die daraus resultieren, dass Sie problematisches Verhalten weiter aufrechterhalten und durch verdeckte Verstärker noch belohnen. Sie sollten hier gründlich sein, weil dieser Teil der Übung sehr entscheidend ist für eine Änderungsmotivation - und auf die kommt es an, wenn es Ihnen an dem einen oder anderen Tag schwerfällt, sich an Ihre Vorsätze zu halten.

Um die Methode zu illustrieren, folgt nun eine beispielhafte SORK-Analyse für einen jungen Mann, der unter sozialen Ängsten leidet. Die Situation, die sich ihm darbietet, ist folgende: Er hat sein Studium abgeschlossen und die Absolventenfeier steht kurz bevor. Unter „Organismus" erfasst er nun seine individuellen Sorgen und Vorerfahrungen – hierzu zählen bei ihm extreme Unsicherheit im Umgang mit anderen Menschen und früheres Hänseln in der Schule, das ihm noch immer schwer zu schaffen macht. Seine Reaktion sieht also wie folgt aus: Seine Gedanken kreisen um das Versagen, er fragt sich also ständig, was passieren würde, sollte er sich danebenbenehmen. Auf Gefühlsebene löst dies in ihm schon im Voraus Angst und Scham aus, auf körperlicher Ebene führt es zu Herzrasen, Bauchschmerzen und Zittern. Weil er all diese Reaktionen scheinbar nicht ertragen kann und sich selbst immer weiter in die Angst vertieft, ist seine Verhaltensreaktion schließlich, die Absolventenfeier abzusagen und stattdessen zu Hause zu bleiben. Kurzfristig hat das zur Folge, dass er sich erleichtert fühlt:

Er kann sich nicht blamieren und die Angst schwindet sofort, weil es nichts mehr gibt, worüber er sich Sorgen machen müsste. Langfristig hat das aber ganz andere Konsequenzen: Er verpasst seine Absolventenfeier – ein einmaliges Erlebnis, das er nie wieder zurückholen kann. Damit entgeht ihm auch die Chance, sich angemessen von seinen Kommilitonen zu verabschieden und mit ihnen gemeinsam das Studium emotional abzuschließen. Außerdem verstärkt seine Entscheidung sein Vermeidungsverhalten – eben wegen der verdeckten Verstärker – und nimmt ihm die Chance auf ein Neu-Lernen. Das heißt, dass er sich selbst die Chance nimmt, auf der Absolventenfeier festzustellen, dass er sich nicht danebenbenimmt und dass auch die anderen ihn nicht für seltsam halten, auch wenn er das im Voraus erwartet hatte.

ROUTINEN

Um in Ihrem Alltag neue Verhaltensmuster zu etablieren und Probleme, die Sie schon eine Weile lang begleiten, effektiv zu bekämpfen, sind Routinen einer der bedeutendsten Schritte. Der Mensch ist bekannterweise ein Gewohnheitstier; es fällt uns leicht, dasselbe Muster immer und immer wieder auszuführen, einfach nur, weil wir das schon immer so gemacht haben oder weil es bequem ist. Mit Gewohnheiten zu brechen, ist für die meisten Personen eine sehr große Überwindung, die sie vermeiden, so gut es eben geht - dabei wäre es oft sehr wichtig, alte Muster endlich abzubauen. Routinen lassen sich von zwei Seiten aus betrachten, denn sie können sehr gesund sein und uns dabei helfen, unser volles Potenzial auszuschöpfen, indem sie uns helfen, unsere Zeit optimal zu planen und damit produktiver zu werden. Gleichzeitig können sie uns aber auch dazu verleiten, etwas zu tun, was eigentlich schlecht für uns ist, und es umso schwieriger für uns machen, damit wieder aufzuhören.

Schädliche Gewohnheiten finden sich übrigens nicht nur in unserem Verhalten wieder - sie sind oft auch die Wurzel hinter negativen Gedanken, hinter Ängsten und übermäßigem Grübeln. Es gibt Menschen, deren allererster Gedanke ist: „Ich schaff das nicht" - und dabei ist es völlig gleich, welche Aufgabe ansteht. Andere Routinen, die sich langfristig schlecht auf den eigenen Körper oder die Psyche auswirken können, sind beispielsweise die Tendenz dazu, häufig Überstunden zu machen und sich mit Arbeit zu überlasten, viel Zeit in Dinge zu investieren, die einem eigentlich gar nicht wichtig sind, oder Aufgaben ständig weiter nach hinten zu schieben, bis gar nicht mehr genug Zeit bleibt, sie alle in angemessener Qualität zu erledigen.

Solche Routinen baut man am besten ab, indem man sie zuerst einmal erkennt: Auch hier kann es wieder hilfreich sein, ein Tagebuch zu führen, in dem Sie Ihren Tagesablauf festhalten und beschreiben, welche Aktivität welche Gefühle in Ihnen ausgelöst hat. Was hat Sie wirklich glücklich gemacht und was war eher unangenehm, vielleicht sogar lästig oder leidig?

Wenn Sie einen solchen Bericht über mehrere Tage hinweg schreiben, werden Ihnen bald die Dinge ins Auge stechen, die ständig auftauchen, obwohl Sie sie eher als lästig bezeichnen würden. Damit sind Sie Ihren schädlichen Routinen ein gutes Stück nähergekommen. Damit Sie sie letztendlich auch durchbrechen können, ist es wichtig, dass Sie im Voraus einen Plan entwickeln, wie Sie das tun wollen. Der gute Vorsatz, morgen alles besser zu machen, ist häufig nicht ausreichend, weil es dann doch einfach ist, in den alten Mustern zu bleiben und alles so zu lassen, wie es ist. Veränderung ist immer erst einmal anstrengend, bevor sie sich richtig lohnen kann.

Der Plan sollte deswegen eindeutig sein: Setzen Sie sich konkrete Ziele, die Sie einhalten wollen, und gestalten Sie sie so, dass Sie am Ende auch nachvollziehen können, ob sie erreicht wurden oder nicht. „Weniger Überstunden machen" ist beispielsweise ein ungünstig gewähltes Ziel, weil „weniger" nicht genau definiert ist. Wenn Sie sich also am Ende der Woche fragen, ob Sie wirklich weniger Überstunden gemacht haben, wäre theoretisch schon eine halbe Stunde weniger ein Erfolg; Ihr Ziel sollte in diesem Fall aber sicher ein anderes sein. Es geht also darum, Ziele zu wählen, die quantifizierbar sind, beispielsweise: „Maximal vier Überstunden pro Woche". Damit können Sie am Ende direkt überprüfen, ob Sie den Vorsatz auch wirklich eingehalten haben oder nicht.

Damit es Ihnen leichter fällt, sich an den erstellten Plan zu halten, ist es außerdem hilfreich, direkt positive Effekte zu notieren, die folgen würden, sollten Sie es tatsächlich schaffen, durchzuhalten. Damit können Sie sich immer wieder motivieren, wenn es Ihnen einmal schwerfällt. Es hilft außerdem, Freunden und Bekannten von seinem Vorhaben zu erzählen, denn dann gibt es noch weitere Personen, die in Ihre Pläne involviert sind und Sie sind motiviert, sie nicht zu enttäuschen. Wer mit besonders hartnäckigen Gewohnheiten - wie zum Beispiel Rauchen - abschließen möchte, der sollte also am besten seiner gesamten Familie und all seinen Freunden erzählen, dass er zukünftig Nichtraucher sein wird. Für die meisten Menschen ist es besser, mit etwas, das sie eigentlich nicht mehr tun wollen, mit einem harten Schnitt aufzuhören und nicht in kleinen Etappen die Handlungen zu reduzieren, bis man irgendwann komplett aufhört. Das liegt vor allem daran, dass solche kleinen Etappen dazu verführen, sich selbst zu betrügen: Wer beispielsweise mit dem Rauchen aufhören möchte und zunächst die Anzahl seiner Zigaretten reduziert, der neigt dann dazu, besonders lang weiter zu rauchen oder direkt aufzugeben, weil er sich immer wieder Ausnahmen genehmigt, bei denen er dann doch wieder die volle Anzahl an Zigaretten konsumiert. Diese Freiheit gibt es bei einem harten Schnitt nicht - es würde direkt auffallen, wenn man sich doch wieder eine Zigarette genehmigt, und die innere Überwindung wäre deutlich höher.

Es sei trotzdem gesagt, dass das Abbauen von Routinen ein höchst individueller Prozess ist; was für die eine Person funktioniert, kann für die andere gar nicht helfen. Sie sollten sich also genau dabei beobachten, wie Sie Ihre Angewohnheiten besiegen: Halten Sie den harten Schnitt durch oder können Sie sich gar nicht erst dazu überwinden?

Bevor Sie es gar nicht versuchen, weil ein festes Ende zu viel wäre, ist das Ausschleichen immer noch die bessere Methode, auch wenn sie nicht optimal sein mag. Genauso bedeutend ist es, dass Sie innerlich wirklich bereit dazu sind, aufzuhören - denn auch die besten Argumente, die für das Aufhören sprechen, Druck von außen oder rationale Gedanken, das alles kann nichts bringen, wenn Sie in Ihrem Inneren nicht davon überzeugt sind, dass Aufhören wirklich der richtige Weg ist. Druck von außen oder schlagkräftige Argumente können Trotz und Reaktanz auslösen, wenn Sie doch noch gern an Ihrem Verhalten festhalten möchten. In diesem Fall können Motivationsversuche aus dem Umfeld sogar einen gegenteiligen Effekt haben und dazu führen, dass Sie noch fester bei Ihren Gewohnheiten bleiben.

Wenn Sie es schaffen, aus alten Routinen auszubrechen, dann bleibt erst einmal eine Lücke zurück. Diese kann es besonders schwer machen, stark und bei seinen Vorsätzen zu bleiben. Langeweile ist nicht selten ein Grund dafür, in alte Verhaltensmuster zurückzufallen. Genau deswegen ist es wichtig, auch neue Routinen und Gewohnheiten zu lernen, die diese

Lücke füllen können und außerdem nützlich für Sie und Ihr Wohlbefinden sind. Auch für den Aufbau neuer Gewohnheiten können Sie die Grundprinzipien der Verhaltenstherapie nutzen; vor allem die operante Konditionierung findet hier ihre Anwendung, denn für eine neue Handlung gibt es zunächst einen Auslöser - sei es der Plan, sie auszuführen, oder ein unbewusster Impuls.

Auf diesen Auslöser folgt dann Ihre Reaktion, also die Handlung tatsächlich auch auszuüben. Im dritten Schritt sollte dann eine Belohnung folgen, die das Verhalten verstärkt und es somit wahrscheinlicher macht, dass Sie es wieder zeigen. In den Alltag schleichen sich über diesen Mechanismus die meisten Routinen ein, ohne dass es uns überhaupt auffällt: Der Kaffee am Morgen wird ein erstes Mal gemacht, weil Sie Lust darauf haben oder weil Sie das noch aus Ihrem Elternhaus kennen. Die Lust oder das Verhalten der Eltern ist in diesem Fall also der Auslöser, das Kaffeekochen die Reaktion. Ein warmer Kaffee, der Ihnen gut schmeckt, ist die Belohnung, die das Verhalten verstärkt und dazu führt, dass Sie auch am nächsten Morgen einen Kaffee trinken.

Dieses Wissen können Sie nun nutzen, um eine von Ihnen gewählte Routine aufzubauen. Wollen Sie beispielsweise jeden Abend ein Kapitel in einem Buch lesen, dann ist dieses Vorhaben zunächst einmal der Auslöser. Als Reaktion darauf sollten Sie dann tatsächlich auch lesen - und der Erfolg, den Plan umgesetzt zu haben, oder die Freude darüber, etwas Neues gelernt zu haben, können als Belohnung funktionieren. Ein bisschen schwieriger ist es, wenn Sie Ihre neue Routine nicht als belohnend empfinden und sich fragen, ob Sie eine solche Gewohnheit wirklich erlernen wollen - dann kann es hilfreich sein, sich selbst mit etwas anderem zu belohnen, wie etwa mit einer geliebten Freizeitaktivität oder mit dem bereits als Beispiel gewählten Kaffee. Damit Sie sich an eine neue Routine gewöhnen können, ist es notwendig, dass Sie ein bisschen Zeit einplanen, denn nur, wenn Sie über einen gewissen Zeitraum hinweg konsequent bleiben und an dem gewünschten Verhalten festhalten, kann es automatisiert werden. Wenn Sie zu schnell aufgeben oder ungeduldig werden, wird eine neue Gewohnheit nicht entstehen können. Erinnern Sie sich gerade in der Anfangsphase regelmäßig an Ihre Ziele und warum Sie die neue Routine überhaupt benötigen. Seien Sie auch darauf vorbereitet, Ihre Komfortzone zu verlassen und sich überwinden zu müssen.

Damit Sie die Routine erfolgreich in Ihren Alltag einführen können, sollten Sie sie im Voraus gut planen und schon in dieser Phase abwägen, ob sie zu Ihnen und Ihrem Alltag passt. Völlig unrealistische Vorstellungen und Erwartungen an sich selbst mögen zwar wie eine gute Herausforderung wirken, sie werden aber auf Dauer eher zu Frust führen und dazu, dass Sie sich selbst demotivieren, wenn Sie Ihre Ziele auch nach größter Mühe nicht erreichen können. Auch hier sind konkrete Ziele notwendig, bei denen Sie überprüfen können, ob Sie sie erreicht haben oder nicht. Auch To-do-Listen können eine gute Idee sein, damit Sie konsequent bleiben und das Vorhaben auch physisch vor sich haben. Hängen Sie die Liste am besten an einen Platz, an dem Sie sie regelmäßig sehen und dadurch immer wieder mit Ihren Routinen konfrontiert werden.

Beim Aufbau von Gewohnheiten ist ein schrittweiser Einstieg nützlicher als beim Abbau von Routinen, denn hier ist es oft eine gute Idee, klein anzufangen und die eigene Motivation nicht direkt zu Beginn ganz auszureizen - den meisten Menschen fällt es leichter, einmal in der Woche Sport zu machen und sich dann langsam zu steigern, als es direkt jeden Tag zu tun. Wenn Sie dann in Ihrer Routine sind und es ohne große Mühe schaffen, einmal in der Woche Sport zu treiben, können Sie ein zweites und ein drittes Mal einführen, bis Sie an dem Rhythmus angelangt sind, den Sie erreichen möchten. Dieser Unterschied zwischen dem Aufbau und dem Abbau von Gewohnheiten folgt daraus, dass Sie für das Aufbauen eher Motivation benötigen, die dazu führt, dass Sie sich überwinden können, während der Selbstbetrug beim Abbauen das größte Hindernis ist. Neue Gewohnheiten einzuführen, macht zusammen mit einem anderen Menschen häufig mehr Spaß: Wenn Sie zum Beispiel mit dem Sportmachen anfangen wollen, kann es eine riesige Unterstützung sein, einen Trainingspartner zu haben. Damit ist der Sport auch jedes Mal ein soziales Ereignis, auf das Sie sich freuen können und das direkt ein bisschen belohnender wird. Außerdem können Sie sich gegenseitig motivieren und davon abhalten, die eine oder andere Trainingseinheit einfach ausfallen zu lassen, weil Sie gerade keine Lust dazu haben.

Am wichtigsten für Routinen ist aber die Selbstreflexion: Sie sollten sich gut beobachten und ehrlich zu sich selbst sein. Wenn eine Routine Ihren Alltag nicht bereichert, sondern eher eine Last ist und auch nach mehreren Wochen immer noch eine Menge Überwindung kostet, dann ist es vielleicht doch nicht das Richtige für Sie. Das ist keine Schande und nichts, worüber Sie sich allzu sehr den Kopf zerbrechen sollten; versuchen Sie es stattdessen mit einer anderen Aktivität, die besser zu Ihnen passt und die keine Qual für Sie darstellt. Das Endziel, das Sie immer erreichen wollen sollten, ist es, glücklich zu sein - und da ist es ganz egal, für wie toll und nützlich andere Menschen eine Gewohnheit halten, wenn sie nichts für Sie ist, dann sollten Sie auch nicht versuchen, sich dazu zu zwingen.

Gute Ideen für gesunde Routinen sind zum Beispiel Sport, Meditation, regelmäßiges Lesen oder andere Hobbys, die Ihnen Freude bereiten. Durch Bewegung senken Sie das Risiko, einen Herzinfarkt zu erleiden, Sie stärken Ihr Knochengerüst, regen Ihren Stoffwechsel an, unterstützen Ihr Immunsystem, werden resistenter gegenüber Stress und haben in der Regel eine positivere Stimmung; hier überwiegen also eindeutig die positiven Effekte und durch eine gute und stabile Routine wird es Ihnen nicht allzu schwerfallen, bei Ihrem Hobby zu bleiben. Auch Lesen ist für die meisten Menschen sehr bereichernd, weil es sie vor dem Schlafengehen müder stimmt und damit das Einschlafen erleichtert. Außerdem bietet es eine gute Gelegenheit, Neues zu lernen und sich weiterzubilden, und ist eine angenehme Alternative zu elektronischen Unterhaltungsmedien. Natürlich sollten Sie auch andere, individuelle Hobbys in Betracht ziehen, solange diese für Sie positive Auswirkungen haben und in Ihrem Alltag nicht zur Last werden.

Was spricht also insgesamt für und was spricht gegen Routinen? Argumente, die für neue Gewohnheiten sprechen, sind die Struktur, die Sie Ihrem Alltag geben, was einhergeht mit besserer Organisation und gesparter Zeit und Energie. Außerdem geben sie Ihnen Sicherheit und können dazu führen, dass Sie produktiver und zufriedener werden. Trotzdem sind nicht alle Routinen gut: Sie können auch ermüdend wirken, was dann dazu führt, dass Sie gedanklich nicht mehr vollkommen bei einer Aufgabe sind und sie eher schlecht als recht erledigen. Routinen können außerdem zu weniger Kreativität und Flexibilität führen und Tagesabläufe sehr vorhersehbar machen.

DIGITALE THERAPIEN

In einer immer digitaler werdenden Welt können Neue Medien auch genutzt werden, um das eigene Wohlbefinden zu steigern und eigene Probleme effektiver zu bekämpfen. Mittlerweile gibt es eine Vielzahl verschiedener Möglichkeiten, die sich unterschiedlich gut in den Alltag einbauen lassen, aber alle darauf abzielen, Sie dabei zu unterstützen, Ihre psychische Gesundheit zu schützen oder wiederzuerlangen.

Gerade in den letzten Jahren haben sich zunehmend Programme etabliert, die eine Therapie vollkommen oder zumindest teilweise digital ermöglichen. Das bedeutet, dass der Therapeut direkt über den Laptop oder Computer aufgesucht werden kann und niemand mehr auf eine Praxis in der unmittelbaren Umgebung angewiesen ist, solange eine digitale Therapie für ihn infrage kommt. Das ist vor allem deswegen eine große Erleichterung, weil zwischen dem ersten Kontakt mit einem Therapeuten und dem Beginn einer Therapie einige Wochen vergehen können, denn die Versorgung in Deutschland deckt den Bedarf nicht. Solche digitalen Therapieformen helfen hier, die Zeit zwischen Kontaktaufnahme und Therapiestart zu überbrücken und sicherzugehen, dass es Patienten weiterhin gut oder zumindest nicht schlechter geht.

Internet, Smartphone und Telefon können dabei als Informationsmedien, Kommunikationsmedien oder Werkzeuge zur Diagnose dienen und sind dementsprechend flexibel einsetzbar. Im Sinne eines Informationsmediums können sie dabei helfen, mehr Informationen über die Krankheit, an der Sie leiden, zu gewinnen und sich schon im Voraus über eine Therapie zu informieren, um eine adäquate Form zu wählen. Diese Informationen können Sie sich selbstständig und ohne Kontakt zu einem Therapeuten beschaffen, indem Sie verschiedene Internetseiten aufrufen, beispielsweise von Krankenkassen, Ärzten oder Apotheken, und hier über Ihre Symptome lesen, lernen, wie Sie sie schon einmal bekämpfen können und welche möglichen Störungen zur Diagnose für Sie infrage kämen. Das funktioniert aber natürlich auch in Kontakt zu einem Therapeuten: Auch diese geben Auskunft und haben häufig sehr informative Internetauftritte, auf denen sie auch für Laien verständlich erklären, was psychische Störungen sind und wie sie erkannt und behandelt werden können.

Zur Information können auch Beratungsstellen dienen. Diese können Sie ganz einfach aufsuchen und sich kostenlos beraten lassen – oder Sie wählen auch hier eine digitale Variante, wie etwa die Internetseite einer Beratungsstelle in Ihrer Nähe oder den Mailkontakt. Insgesamt gilt, dass Informationen eine wichtige Basis sind, die Ihnen dabei hilft, mehr über sich zu erfahren. Bei Problemen jeder Art ist es nützlich, den Ursprung genauer zu erforschen und sie bei der Wurzel zu packen, anstatt nur Symptome zu bekämpfen und damit zu riskieren, dass das grundlegende Problem über Jahre bestehen bleibt.

Als Kommunikationsmedien dienen das Internet sowie der Austausch per Telefon, um eine Therapie zu beginnen oder zu begleiten, aber auch als Werkzeuge für die Beratung und in akuten Krisen, um schnell und präzise Hilfe zu liefern, wo sie gebraucht wird. In Deutschland gibt es beispielsweise die Telefonseelsorge, die Sie jederzeit per Anruf kontaktieren können und die Ihnen hilft, wenn Sie sich in einer Krise befinden, aus der Sie selbstständig nicht mehr herauskommen – das Ganze funktioniert weitestgehend anonym und vor allem kostenlos, Sie können solche Angebote also ohne Bedenken in Anspruch nehmen. Die Seite der Telefonseelsorge bietet außerdem einen Mailkontakt an, wenn Ihre Probleme nicht ganz so dringend sind und Sie sich vor Anrufen scheuen. Auch das ist komplett anonym möglich, die Antwort folgt aber nicht ganz so schnell wie bei einem Telefongespräch.

Auch Therapeuten nutzen zum Teil Dienste zum Videogespräch, aber auch Chatprogramme und Mailverkehr, um ihre Therapien zu begleiten oder gänzlich online durchzuführen. Dies erfolgt nach den gesetzlich geregelten Standards einer Therapie und ist dementsprechend nicht mehr oder weniger wert als eine Therapie direkt vor Ort; sie kann aber trotzdem für bestimmte Zielgruppen besser oder schlechter geeignet sein. Wer sich beispielsweise nur schlecht mit elektronischen Medien auskennt oder sehr unwohl fühlt, wenn er nur in einen Bildschirm und nicht direkt zu einem anderen Menschen spricht, der sollte doch eher eine Praxis aufsuchen.

Wer hingegen sehr gut mit Neuen Medien zurechtkommt und zusätzlich keinen Therapeuten in der Nähe hat oder für den ein Besuch in einer Praxis aus verschiedenen Gründen schwierig sein könnte, für den sind solche digitalen Angebote optimal. Es gibt auch einige Menschen, denen es digital leichter fällt, sich zu öffnen und über Probleme zu berichten. Digitale Therapien sind häufig auch flexibler und barrierefrei. In schweren oder sehr komplexen Fällen, die mit vielen akuten Krisen und einem persönlichen Risiko des Patienten einhergehen, sollten sie aber eher nicht genutzt werden.

Digitale Medien helfen dabei, die Therapie festzuhalten und damit Auskünfte über den Fortschritt zu geben. Sie liefern außerdem einen Überblick über das Verhalten des Therapeuten und des Patienten und können erfassen, ob und wann ein Patient die Hausaufgaben erledigt, die ihm im Rahmen der Therapie aufgetragen werden. Damit sichern sie den Therapieerfolg. Eine rein digitale Therapie kann im Alltag am besten direkt mit anderen Anwendungen im Internet kombiniert werden. Das bedeutet, dass der Schritt von Dingen wie Online-Banking oder dem E-Mail-Postfach zur

Therapie idealerweise sehr klein ist und damit unkompliziert überwunden werden kann.

Die Therapie besteht dann aus einem ersten Gespräch mit dem Therapeuten, in dem alles Nötige geklärt wird; dazu gehören die Symptome, die behandelt werden sollen, sowie mögliche Störungen, die dahinterstehen, und Absprachen darüber, wie die Therapie verlaufen wird. Danach folgt eine sechs- bis zwölfwöchige Therapie mit regelmäßigen Sitzungen, Hausaufgaben und Informationsmaterialien, die entweder von einem Therapeuten begleitet werden oder völlig selbstständig erfolgen, solange kein weiterer Kontakt gewünscht ist.

Besonderheiten sind, dass die Therapie meist auf schriftlichem Kontakt beruht und die Verständigung damit sehr direkt und unmissverständlich erfolgen sollte. Auch nonverbale Signale wie Stirnrunzeln, Nicken oder Kopfschütteln fallen weg und lassen damit Lücken in der Verständigung. Dadurch gibt es weniger Informationen über den direkten emotionalen Zustand des Gegenübers und auch bei Krisen muss die Risikoabschätzung – also inwiefern ein Patient in akuter Bedrohung durch Selbst- oder Fremdgefährdung schwebt – gut abgeschätzt werden.

Gleichzeitig kann die Therapie intensiviert und besser in den Alltag übernommen werden, weil sie nicht mehr ausschließlich im Praxiszimmer stattfindet, sondern auch nach Hause mitgenommen wird. Das macht es häufig leichter, auch nach dem Ende einer Therapie das gelernte Verhalten anzuwenden und direkt auf die eigenen Problemstellungen zu beziehen. Außerdem berichten viele Patienten, dass sie durch digitale Begleitung ihrer Therapie eher dazu in der Lage sind, auch andere Probleme mit den neu erlernten Werkzeugen zu bekämpfen. Das ist ein sehr wichtiger Schritt, der auch langfristig dazu führt, dass weitere psychische Probleme ausbleiben und Gesundheit so für eine sehr lange Zeit sichergestellt werden kann. Patienten lernen, dass sie ihre Probleme selbstständig behandeln können und nicht unbedingt darauf angewiesen sind, dass ein Therapeut sie dabei unterstützt und begleitet.

Eines der größten Potenziale der elektronischen Medien ist die Unterstützung bei der Diagnose. Sie können helfen, Symptome zu erfassen und damit einen Beitrag dazu leisten, dass die richtige Störung erkannt wird, damit die Therapie letztendlich erfolgreich sein wird. Dabei können Werkzeuge wie das GPS helfen, um beispielsweise mehr Auskunft über die Lokalisierung zu geben und damit Rückschlüsse auf Verhalten und Bewegung zu ermöglichen.

Über Fitnessuhren können Herzschlag und Schrittanzahl erfasst werden, die ebenfalls Daten über Aktivität liefern. Außerdem können der Schlaf beobachtet oder die Aktivität am Handy erfasst werden - beispielsweise, um zu beobachten, wie häufig und wie lange ein Patient sich mit sozialen Medien beschäftigt und wie sich das auf seine Stimmung auswirkt - oder die Stimme kann erkannt werden und damit Informationen über die Verfassung des Patienten geben, denn mittels unserer Stimme vermitteln wir erstaunlich viele Informationen über unsere aktuelle Stimmung.

Digitale Therapien benötigen auch heute noch einen besseren Ausbau des Internets und festere Regelungen dazu, wie und unter welchen Standards sie durchgeführt werden. Außerdem sollten zukünftig verbindliche Kriterien festgelegt werden, die bestimmen, ob ein Patient für eine digitale Therapie geeignet ist oder nicht. Vorteile sind aber, dass viele Therapeuten und Patienten digitale Therapien als bequemer wahrnehmen und damit auch Personengruppen erreicht werden können, die sonst unter Umständen „hinten herunterfallen" würden. Noch dazu liefern Videogespräche und digitaler Kontakt häufig verbesserte Informationen über die Lebensumstände eines Patienten und können folglich dabei helfen, die Therapie sehr individuell zu gestalten. Dieses hohe Maß an Individualität, das sich beispielsweise in dem Verhältnis zwischen digitalen Sitzungen und direktem Kontakt vor Ort äußert, aber auch in der Häufigkeit von Hausaufgaben und der Frequenz der Sitzungen ganz allgemein, macht es einfacher, eine Therapie an die Bedürfnisse des Patienten anzupassen und somit auch die Erfolgschance zu erhöhen. Auch Gruppentherapien werden erleichtert. Außerdem kann der Kontakt zu Partnern, Freunden und Eltern verstärkt werden – damit ist es auch leichter, das soziale Netz zu kräftigen und dem Patienten dabei zu helfen, sich seinen Bekannten zu öffnen, mit ihnen über Probleme zu reden und Unterstützung zu erfragen, auf die er aktuell oder in Zukunft angewiesen sein könnte.

Verschiedene Studien haben gezeigt, dass auch die Rate an Menschen, die eine Therapie abbrechen, bei digitalen Therapien nicht höher ist als bei der analogen Variante; es liegt wohl eher an der Nähe zum Therapeuten – also ob die Therapie gänzlich durch Selbsthilfe stattfindet oder gelegentlich Kontakt zu einem realen Menschen besteht. Außerdem gibt es Störungen, die eher dazu führen, dass ein Mensch eine Therapie abbricht als andere; dieses Verhalten ist aber recht unabhängig vom Format des Hilfsangebots. Insgesamt scheinen digitale Formen der Therapie nicht nur an sich zu helfen, sie erhöhen auch die Bereitschaft ihrer Teilnehmenden dafür, eine Therapie vor Ort aufzunehmen und sind somit ein guter Einstieg, wenn es Sie ein bisschen mehr Überwindung kostet, diesen Schritt zu gehen.

Mit dem nötigen Ausbau der digitalen Infrastrukturen und besseren gesetzlichen Regelungen hinsichtlich therapeutischer Standards bieten digitale Therapien also ein riesiges Potenzial – und das können Sie auch heute schon für sich nutzen.

Was Sie noch heute nutzen können

Sie müssen nicht direkt eine digitale Therapie beginnen, wenn Sie sich davor scheuen oder lieber andere Angebote wahrnehmen möchten, denn häufig ist die Hemmschwelle für eine Therapie recht hoch. Damit es Ihnen trotzdem besser gehen kann und Sie mit Ihren Problemen nicht alleingelassen werden, können Sie natürlich jederzeit die bereits aufgeführten Portale und Telefon-Hotlines nutzen. Aber es gibt auch andere, praktische Hilfen, die Sie ganz einfach wahrnehmen können.

Eine gute Möglichkeit, die kognitive Verhaltenstherapie in den eigenen

Tagesablauf zu integrieren, sind Anwendungen, die Sie dabei unterstützen – also Apps für das Smartphone, Internetseiten für stationäre Computer oder Laptops und zum Teil sogar Anwendungen für intelligente Uhren.

Hier gibt es verschiedene Bereiche, die von solchen Apps angesprochen werden und die Sie ganz nach Ihren Bedürfnissen auswählen können. So existieren zum Beispiel Anwendungen, die Ihre Aktivität beobachten und Ihnen damit eine Übersicht über Ihre tägliche Bewegung geben; ein hilfreiches Werkzeug, wenn eines Ihrer Ziele ist, mehr Sport zu machen, denn so sehen Sie im Detail aufgeschlüsselt, wie sehr Sie sich tatsächlich bewegen und woran Sie noch arbeiten können. Es gibt auch Beratungs- oder Chatbot-Apps, die Ihnen ein virtuelles Ohr liefern, das Ihnen jederzeit zuhört und Sie dann berät, wenn Sie es am dringendsten brauchen.

Solche Beratungsangebote haben häufig den Vorteil, dass sie Sie mit den notwendigen Informationen für Ihre ganz individuelle Situation versorgen und Ihnen sehr spezifische Tipps im Umgang mit Ihren Problemen geben können. Sie finden auch zahlreiche Anwendungen, die Ihnen dabei helfen, Achtsamkeit, Akzeptanz und Meditationsübungen durchzuführen. Wenn Sie sehr ungeübt in diesem Bereich sind, ist es eine gute Idee, sich von solchen Apps begleiten zu lassen. Durch Schritt-für- Schritt-Anleitungen, verschiedene Formen der Meditation und Unterstützung bei Übungen wie dem Body Scan kann Ihnen der Einstieg erheblich erleichtert werden.

Genauso gibt es im Internet zahlreiche Selbsttests, die bestimmte Symptome abfragen und damit einen guten Hinweis auf mögliche Störungen bieten können. Solche Seiten sollten jedoch mit Vorsicht genossen werden und sind auf keinen Fall so zuverlässig wie die Einschätzung eines echten Psychologen, da sie nur auf Basis weniger Fragen arbeiten und zwischenmenschliche Ebenen wie Mimik und Gestik komplett wegfallen. Sollten Sie einen Verdacht haben, dass Sie unter Umständen unter Ängsten, Depressionen oder anderen Krankheiten leiden könnten, handelt es sich hierbei aber trotzdem um eine gute erste Anlaufstelle – und wenn eine solche Seite dann zu dem Schluss kommt, dass Sie tatsächlich unter der

Störung leiden, dann ist das auf jeden Fall das notwendige Signal für Sie, einen Therapeuten zu kontaktieren oder wenigstens ein anderes Beratungsangebot wahrzunehmen.

Auch Tagebuchapps können sehr hilfreich sein. Hier können Sie Ihre persönlichen Ziele eintragen und Ihren Tag übersichtlich zusammenfassen, und das, noch während Sie unterwegs sind. Es gibt hier viele unterschiedliche Designs, die Sie je nach Ihren Bedürfnissen wählen können: Während einige Anwendungen eher den Fokus auf das Erreichen von Zielen legen, dienen andere mehr als Terminplaner oder liefern einfach nur Platz, um wie in einem klassischen Tagebuch die eigenen Gedanken niederzuschreiben.

Das größte Potenzial der digitalen Therapien liegt aber in Apps, die interaktive therapeutische Übungen bieten oder direkt eine digitale Therapie durchführen. Wie kann so etwas aussehen? Die meisten Apps bieten als Grundlage immer eine Reihe von Informationen zu der besagten Störung, wie sie sich äußert und woran Sie sie bei sich erkennen. Darauf folgen Möglichkeiten, der Krankheit vorzubeugen oder sie zu bekämpfen – beispielsweise mit Übungen aus der kognitiven Verhaltenstherapie. Zu solchen Übungen gehört es dann, seine Tage angemessen zu strukturieren, Hindernisse im Alltag zu überwinden, mithilfe von Achtsamkeit die eigene Wahrnehmung zu beeinflussen, hilfreiche Gedanken zu entwickeln und eigene Warnsignale zu erkennen. Es gibt mittlerweile so viele Apps, dass Sie sich problemlos für eine entscheiden und sie herunterladen können, um direkt mit den Übungen anzufangen.

Leider ist das Thema „mentale Gesundheit“ in den letzten Jahren so beliebt geworden, dass es einige Entwickler gibt, die mit Ihren Applikationen eher an Profit als an Ihrer Gesundheit interessiert sind. Bei der Vielzahl möglicher Apps, die zur Auswahl stehen, sollten Sie sich also zunächst einen Überblick darüber verschaffen, welche wirklich zu Ihnen passt und bei welcher auch die Qualität stimmt. Schlechte Anwendungen kennzeichnen sich nicht selten durch fragwürdige und falsche Tipps und Hinweise, außerdem fehlt bei Ihnen eine Einführung mit den notwendigen

Informationen im Sinne einer Psychoedukation. Sind Sie sich nicht sicher, ob die Informationen, die Ihnen geliefert werden, auch wirklich sinnig sind, können Sie sie auch noch einmal mit anderen Quellen abgleichen. Weicht die von Ihnen gewählte App konsequent von offiziellen Seiten, wie der Weltgesundheitsorganisation, der Seite der deutschen Depressionshilfe oder der des Bundesgesundheitsministeriums ab, sollten Sie sich lieber für eine andere entscheiden.

Leider trifft das sogar auf die meisten Apps zu, die Sie in Appstores finden - die vorgeschlagenen Methoden basieren nicht auf wissenschaftlichen Erkenntnissen oder moderner Forschung, sondern sind schnelle und einfache Tipps, die sich jemand ohne das notwendige Wissen ausdenkt, um Geld damit zu verdienen.

Sie sollten die von Ihnen gewählte Anwendung auch mit Ihren eigenen Zielen und Bedürfnissen abgleichen. Wenn Sie Unterstützung im Umgang mit Depressionen erhalten möchten, dann sollten Sie auch eine App nutzen, die speziell dafür entwickelt wurde und keine, die eher auf Ängste oder psychische Probleme im Allgemeinen spezialisiert ist. Auch eine transparente Kostenübersicht auf der Informationsseite der Anwendung ist ein gutes Zeichen; wenn es hier viele versteckte Zahlungen gibt oder unübersichtliche Bezahlsysteme, die Tricks wie spezielle Währungen oder viele kleine Zahlungen nutzen, sollten Sie in Alarmbereitschaft gehen. Ein weiterer beliebter Trick ist das Locken durch übertriebene Rabatte oder Aktionsangebote, aber auch der indirekte Zwang zum Kauf, durch den unverhältnismäßig lange Wartezeiten reduziert werden. Es sei aber trotzdem gesagt, dass eine Anwendung nicht unbedingt kostenlos sein muss - die meisten Apps kosten einen kleinen Betrag, bieten dann aber den Vorteil, dass Sie nicht mit Werbung oder Ihren persönlichen Daten bezahlen müssen.

Sie können auch nach Zertifikaten der App Ausschau halten. Besonders das CE-Zertifikat ist ein guter Indikator dafür, dass eine Anwendung tatsächlich seriös ist und nicht zu viel verspricht. Die Entwicklung einer

App sollte durch Experten - in diesem Fall also Psychologen - begleitet werden und nach wissenschaftlichen Standards erfolgen; die Sicherheit Ihrer Daten sollte in jedem Fall garantiert werden. Ist das nicht der Fall, ist auch die Anwendung nicht geeignet. Ein weiterer guter Anlaufpunkt, um die Güte einer App zu überprüfen, sind Bewertungen anderer Nutzer. Nehmen Sie sich einen Augenblick Zeit, um die Kritik anderer Menschen zu überprüfen und zu schauen, für wie sinnvoll sie die von Ihnen gewählte App halten, denn oft fallen Fehler erst in der Praxis auf und werden nur durch echte Nutzer entdeckt und zur Sprache gebracht.

Da psychische Störungen ein so weitverbreitetes Problem sind, bieten viele Krankenkassen mittlerweile in ihren Leistungen Apps an, die Sie bei Ihren Problemen unterstützen. Schauen Sie also einmal in den Leistungskatalog Ihrer Krankenkasse - denn das ist häufig ein Hinweis darauf, dass die vorgeschlagene Anwendung auch wirklich helfen kann. Krankenkassen empfehlen in der Regel nur Apps, die wissenschaftlichen Standards genügen und auch datenschutzrechtlich unbedenklich sind.

Zusammenfassend ist zu sagen, dass Neue Medien eine gute Möglichkeit zur Unterstützung bieten und sehr flexibel einsetzbar sind. Ihr großer Vorteil liegt darin, dass sie leicht erreichbar sind und noch heute von Ihnen genutzt werden können, wenn Sie das möchten - es bedarf nur der nötigen Vorsicht bei der Auswahl einer passenden Anwendung.

9. 14-Tage-Plan

Im Folgenden erhalten Sie eine Übersicht darüber, wie Sie Ihre Woche planen und umstrukturieren können, um Ihre Probleme effektiv anzugehen und wirklich etwas in Ihrem Leben zu ändern. Es handelt sich um Beispiele, an denen Sie sich orientieren können - oder Sie nutzen sie, um einen ganz individuellen Plan zu gestalten, der direkt an Sie und Ihr Leben angepasst ist. Die Entscheidung liegt ganz bei Ihnen.

Zu Beginn der 14 Tage steht immer die Entscheidung: Sie müssen sich voll und ganz darauf einlassen, etwas ändern zu wollen und aus alten Gewohnheiten auszubrechen. Wenn Sie eigentlich noch unentschieden sind und Veränderung nicht wollen, wird es mit hoher Wahrscheinlichkeit auch nicht klappen. Stellen Sie also sicher, dass Sie bereit sind, einen Schritt in Richtung Gesundheit zu gehen - wenn Ihnen das schwerfällt, können Sie Listen mit Argumenten für und gegen eine Veränderung aufstellen, Sie können sich mit Freunden oder Verwandten beraten und Informationen zu den Folgen einer psychischen Störung im Internet einholen. Auch wenn es nicht immer leicht ist, wird am Ende eine Veränderung meist die richtige Entscheidung sein.

Oft warten Menschen auf ein Zeichen, bis sie sich dazu bringen, mit einem neuen Abschnitt in ihrem Leben zu beginnen - sei es nun der eigene Geburtstag oder der Beginn eines neuen Jahres. Obwohl das mental sicherlich eine Stütze sein kann, sollten Sie sich daran erinnern, dass auch solche Tage kein notwendiger Impuls sind - Ihr neues Leben kann jederzeit starten und muss nicht im Keller warten, bis der Kalender ein bestimmtes Datum zeigt. Der Anfang sollte nicht von der Einstellung „Morgen fange ich an und genehmige mir deswegen heute noch einmal alles, was ich nur will, auch wenn es schlecht für mich ist" begleitet werden. Dieses Motto ist oft eine Reaktion auf folgende, strenge Verbote, die Sie vermeiden sollten. Hier können sanftere Übergänge helfen, auch, weil sie verhindern, dass Sie durch den harten Bruch mit einer Gewohnheit überfordert sind und deswegen schnell in alte Muster zurückfallen. Bei Essstörungen treten in der Folge von Phasen mit sehr wenig oder gar keiner Nahrungszufuhr oder strengen Regeln im Umgang mit Essen und Verboten von allem „Ungesunden" nicht selten Essanfälle auf, die dann als unkontrollierbar wahrgenommen werden. Hier ist das richtige Maß das Ziel, das letztendlich erreicht werden sollte – weder das strenge Verbot noch das vollständige Loslassen ist in diesem Fall das, was langfristig zu einem gesunden Körper und einer gesunden Psyche führen kann, und das lässt sich so auch auf viele andere, wenn auch nicht alle, Angewohnheiten übertragen.

Danach geht es an die Planung. Das ist ein bedeutsamer Schritt, den Sie nicht überspringen sollten, auch dann nicht, wenn er Ihnen zunächst als überflüssig erscheint, denn Pläne geben eine gute Orientierung und genügend Struktur. Außerdem erinnern sie uns an unsere Ziele und unterstützen uns so dabei, unsere Vorsätze auch tatsächlich einzuhalten. Schreiben Sie sich hierfür zunächst Ihre Ziele auf, gestalten Sie sie konkret, eindeutig und überprüfbar. Um sich konsequent an das zu erinnern, was Sie erreichen möchten, kann es eine Hilfe sein, diesen Zettel an einen Ort zu hängen, den Sie jeden Tag sehen, wie etwa neben den Spiegel im Badezimmer oder an die Kühlschranktür – Hauptsache, Sie können nicht einfach so an Ihren Zielen vorbeigehen und sie ignorieren.

Beim Planen der Ziele können Sie außerdem Prioritäten setzen – was sind die wichtigsten Dinge, die Sie erreichen wollen, und was kann auch hintenanstehen? Welche kleineren Ziele bringen Sie näher an ein großes Ziel heran, was würde Sie eher vom großen Ziel wegführen? Wenn Sie ein größeres und langfristiges Ziel haben, sollten Sie sich dieses immer vor Augen halten und stetig darauf hinarbeiten, anstatt alles auf einmal machen zu wollen; auch kleine Schritte sind hilfreich. In Anschluss an Ihre Ziele sollten Sie Ihre Woche planen. Auch das dient der nötigen Struktur im Alltag und ist vor allem dann eine Hilfe, wenn Sie Probleme damit haben, sich für Aktivitäten zu motivieren. Durch die Vernachlässigung bestimmter Aufgaben haben vor allem Menschen mit Depressionen, aber auch solche mit Ängsten und anderen psychischen Problemen, oft einen Berg an negativen Erfahrungen vor sich, weil die Menge an Aufgaben schnell wächst und damit unüberwindbar wirkt. Das verschärft häufig die Probleme und sollte auf jeden Fall vermieden werden. Ein geplanter und strukturierter Tagesablauf ist dabei eine sehr nützliche Stütze, die Sie auf jeden Fall in Anspruch nehmen sollten.

Auf der Ebene der Wochenplanung tragen Sie die Aktivitäten und Aufgaben ein, die Sie nicht jeden Tag tun müssen oder wollen. Dazu nutzen Sie am besten bereits das Wochenende, damit Sie die nötige Ruhe haben und mit etwas Abstand auf die bevorstehende Woche schauen können. Überlegen Sie dann, welche Termine anstehen, und tragen Sie diese als Anker ein. Das können zum Beispiel Arztbesuche sein, aber auch Besuche bei Ämtern, Vorstellungsgespräche oder lange geplante Treffen mit Freunden und Bekannten. Dazu kommen alltägliche Verpflichtungen wie Arbeit, aber auch andere Aktivitäten wie Kochen und Putzen. Im besten Fall tragen Sie selbst Dinge ein, die Ihnen vielleicht als Kleinigkeit erscheinen mögen, wie die eigene Körperpflege oder Freizeit. Teilen Sie im Anschluss daran Aufgaben wie den Einkauf oder die Wäsche so ein, dass Sie jeden Tag ein bisschen erledigen können und nichts allzu sehr aufschieben. Gestalten Sie Ihre Woche so, dass es möglichst wenige Tage gibt, die Ihnen als besonders herausfordernd erscheinen. Das lässt sich natürlich nicht immer vermeiden, mit einer ausgewogenen Planung aber zumindest reduzieren.

Danach sollten Sie sich der Tagesplanung widmen. Damit Sie flexibel genug bleiben, tun Sie das am besten immer erst am Vorabend – schließlich lässt sich der kommende Freitag am Sonntag noch nicht sonderlich gut voraussehen. Bei der Tagesplanung ist es wichtig, dass Sie für die richtige Struktur konkrete Zeitfenster einplanen, in denen Sie Dinge erledigen wollen.

Das gibt Ihnen einen Anhaltspunkt dafür, wie lange etwas dauern sollte und wie viel Zeit Sie noch zur Verfügung haben, um alles andere zu schaffen. Sie haben außerdem einen konkreten Zeitpunkt, um anzufangen – das macht das Aufschieben schwerer. Den Plan sollten Sie immer griffbereit haben, damit Sie jederzeit auf ihn schauen können und wissen, was noch ansteht. Es kann auch sehr hilfreich sein, bereits erledigte Aufgaben abzuhaken oder durchzustreichen, denn damit stellt sich ein Erfolgserlebnis ein, das in Ihrem Gehirn das Belohnungszentrum aktiviert, Ihnen Freude spendet und die nötige Kraft für die nächste Aktivität gibt. Den Plan sollten Sie jeden Morgen sichten und bei der Gelegenheit auch direkt überprüfen, ob Sie alles bei sich tragen, was Sie im Lauf des Tages benötigen werden, um Ihre Aufgaben zu erfüllen.

Beim Planen sollten Sie möglichst realistisch sein – überladen Sie Ihre Tage nicht, überfordern Sie sich selbst nicht und nehmen Sie Rücksicht auf Ihre aktuelle körperliche und mentale Verfassung. Es ist vollkommen in Ordnung, auch ruhige Tage zu haben, an denen Sie das Haus oder die Wohnung nicht verlassen oder an denen Sie keine Aufgaben erledigen, solange Sie für sich selbst Sorge tragen und im Sinne Ihrer eigenen Gesundheit handeln. Sie sollten außerdem nicht vergessen, auch erfreuliche Dinge in Ihren Plan zu legen, wie Treffen mit Ihren Freunden, Essen mit der Familie oder andere Freizeitaktivitäten. Es ist eine gute Idee, auch Pausen fest zu integrieren und sich dann an die festgelegten Zeitfenster zu halten. Oft tendieren wir dazu, gerade in stressigen Zeiten Pausen zu vernachlässigen und schaden uns damit auf lange Sicht – genehmigen Sie sich also, auch durchzuatmen.

Zu Beginn der 14 Tage sollten Sie es möglichst ruhig angehen lassen. Kümmern Sie sich um die nötigen Strukturen, die eine Grundlage für die kommenden Tage bieten. Es reicht also aus, wenn Sie zunächst mit der Zielsetzung und Tages- und Wochenplanung beginnen. Danach fangen Sie an, Ihre Schlafgewohnheiten anzupassen – denn hierbei handelt es sich um eine der wichtigsten Stellschrauben, wenn es um unser mentales Wohlbefinden geht. Sie sollten darauf achten, Ihre Tage immer möglichst zur gleichen Uhrzeit zu beginnen und zu beenden. Damit führen Sie einen Tages-und-Nacht-Rhythmus für Ihren Körper ein, an den er sich gewöhnt. Das sorgt für besseres Einschlafen und Aufstehen, sobald das Eingewöhnen überstanden ist.

Achten Sie bei der Wahl des Rhythmus auf Ihre eigenen Bedürfnisse. Auch wenn es von anderen Menschen gern behauptet wird, ist es nicht für jede Person am besten, früh aufzustehen und dann zeitig zu Bett zu gehen. Es gibt eben auch Menschen, die abends und nachts produktiver sind, die morgens gern länger schlafen und am besten funktionieren, wenn sie ihren Rhythmus entsprechend gestalten. Solange das nicht im Konflikt mit anderen Terminen oder Ihren Arbeitszeiten steht, sollten Sie hier vor allem auf Ihre individuellen Angewohnheiten achten. Passen Sie bei der Tagesplanung auch darauf auf, nicht erst in letzter Minute aufzustehen; ein hektischer Morgen resultiert oft in Stress, der sich über den ganzen Tag zieht. Sorgen Sie also dafür, dass Sie früh genug aufstehen, um all die Zeit zu haben, die Sie benötigen.

Auch eine gute Morgenroutine kann den Start in den Tag erheblich erleichtern, weil sie uns davor bewahrt, schon früh viele Entscheidungen treffen zu müssen, denn sich zu entscheiden, ist eine schwierige Aufgabe für das Gehirn, vor allem dann, wenn Sie unter psychischen Problemen leiden. Reservieren Sie sich zudem schon am Morgen Zeit für sich selbst, um Dinge zu tun, die Ihnen den Tag direkt ein bisschen schöner machen: Nehmen Sie sich Zeit, um die Zeitung zu lesen, Kaffee zu trinken oder den Tag mit einer Meditation zu beginnen. Auch eine kalte Dusche kann den Körper in Schwung bringen und Sie damit für die bevorstehenden Aufgaben wappnen.

Sie sollten sich auch in den ersten Tagen schon um einen gesunden Nachtschlaf kümmern, denn dieser ist die Grundlage unserer körperlichen Funktionsfähigkeit. Für einen besseren und erholsameren Schlaf helfen nicht nur ein fester Rhythmus, sondern auch das Vermeiden von

Mittagsschlaf und körperlicher Anstrengung vor dem Schlafengehen, Entspannung am Abend und Meditation. Wenn Ihnen das Einschlafen schwerfällt, sollten Sie nicht versuchen, es zu erzwingen – liegen Sie länger als zwanzig Minuten wach, kann es helfen, einen beruhigenden Tee zu trinken, entspannende Musik zu hören oder etwas zu lesen, dabei aber intensives Licht zu vermeiden. Auch Alkohol und anregende Getränke am Nachmittag und Abend beeinträchtigen die Schlafqualität; hilfreich sind hingegen eine angenehme und lichtarme Atmosphäre im Schlafzimmer und eine Raumtemperatur, die bei etwa 18 Grad Celsius liegt.

Nachdem Sie es für die ersten zwei bis drei Tage geschafft haben, Ihre Abläufe zu planen und die Pläne auch tatsächlich umzusetzen, können Sie damit beginnen, weiterführend an Ihrem Verhalten zu arbeiten. Nutzen Sie dafür zunächst die vorgestellten Tagebuchtechniken und dokumentieren Sie für die restliche Woche, was Sie tun und wie Sie sich dabei fühlen. Achten Sie vor allem auf für Sie schädliches Verhalten und Situationen, die Sie belasten, damit Sie aus solchen Ereignissen lernen können.

Wenn Sie nun Ihre nächste Woche planen, nutzen Sie das Wissen, das Sie aus den Tagebüchern gewonnen haben: Welches Verhalten schadet Ihnen und was sollten Sie dementsprechend in Zukunft vermeiden? Wie können Sie dieses unerwünschte Verhalten am besten abbauen? Arbeiten Sie dann an den ersten beiden Tagen der neuen Woche verstärkt daran, ungewollte Verhaltensmuster zu bearbeiten – durchbrechen Sie festgefahrene Routinen, decken Sie verdeckte Verstärker auf und reduzieren Sie sie. Wenn Sie sich dann sicher darin fühlen, gegen Ihre alten Gewohnheiten anzukämpfen, ist der nächste Schritt, hilfreiche Angewohnheiten aufzubauen. Auch hier arbeiten Sie am besten mit positiver Verstärkung und klassischer Konditionierung, um Verhalten langanhaltend und sicher in Ihrem Alltag zu etablieren.

Einige Aktivitäten eignen sich besonders gut, um psychischen Problemen vorzubeugen und sie zu bekämpfen. Dazu gehören regelmäßige Treffen mit Freunden und der Familie, denn ein stabiles soziales Netz kann durch Krisen helfen und viel Kraft spenden, wenn Sie sie benötigen. Aber auch Freizeitaktivitäten, die die Zugehörigkeit zu einer Gruppe fördern, sind sehr gut geeignet, um die eigene soziale Eingebundenheit zu fördern – dazu gehören zum Beispiel Mitgliedschaften in Sportvereinen oder sonstigen Verbänden mit regelmäßigen Treffen.

Ebenso sollten Sie versuchen, zumindest fast jeden Tag verschiedene Achtsamkeitsübungen durchzuführen und damit mehr Entspannung und Ausgeglichenheit in Ihre Abläufe zu integrieren. Auch Sport kann Ihnen dabei helfen, eine gewisse Widerstandsfähigkeit aufzubauen und Ihr Wohlbefinden zu stärken. Sie erhalten außerdem eine positivere Einstellung zu Ihrem Körper und können Spannungen lösen. Bei längeren Trainings können außerdem Glückshormone ausgestoßen werden, die die Stimmung aufhellen und Ihren Tag deutlich verbessern – nur fehlen vielen Menschen mit psychischen Beschwerden oft die Motivation und der Antrieb, um mit dem Sport zu beginnen.

Erinnern Sie sich daran, dass der erste Schritt meist der schwerste ist. Zudem gibt es viele verschiedene Arten, sich körperlich zu betätigen, Sie müssen also nicht joggen oder in ein Fitnessstudio gehen, wenn das nichts für Sie ist. Versuchen Sie es stattdessen mit etwas, das Ihnen Spaß macht. Auch Aktivität im Alltag, die quasi nebenbei entsteht, kann ein guter Anfang sein – nutzen Sie die Treppen statt des Aufzugs, gehen Sie zu Fuß oder nehmen Sie das Fahrrad anstelle des Autos oder machen Sie während der Mittagspause einen Spaziergang. Sporteinheiten sollten Sie auch in Ihren Terminplaner schreiben, damit es Ihnen leichter fällt, Ihr Vorhaben einzuhalten. Im Sinne der klassischen Konditionierung können Sie außerdem positive Reize mit Ihrem Training verbinden, wie etwa Musik oder Ausflüge.

Eine letzte, sehr nützliche Angewohnheit ist es, auf eine ausgewogene Ernährung zu achten – denn auch die Versorgung mit allen notwendigen Nährstoffen trägt dazu bei, einem Rückfall in Störungen wie etwa Depressionen vorzubeugen und zusätzlich Ihren Körper zu stärken. Dazu gehört es, möglichst abwechslungsreich zu essen und Wasser, Kohlenhydrate, Eiweiße, Fette, Ballaststoffe, Mineralstoffe und Vitamine in einem ausgewogenen Verhältnis zu sich zu nehmen. Fällt Ihnen tägliches Kochen schwer, können Sie versuchen, ein paar Mal in der Woche mehrere Portionen zuzubereiten, die Sie dann im Kühlschrank oder Tiefkühlschrank lagern und über mehrere Tage verteilt essen. Fehlt Ihnen auch hierfür der Antrieb, gibt es mittlerweile viele Restaurants und Schnellimbisse, die zusammen mit Fast Food auch gesündere Alternativen anbieten. Auch, wenn das sicherlich nicht perfekt ist, ist es immerhin ein guter Schritt in die richtige Richtung.

Zusätzlich zu den vorgeschlagenen Aktivitäten sollten Sie auch Routinen in Ihren Alltag einbauen, die Ihnen ganz individuell dabei helfen, ein erfüllteres Leben zu leben. Diese sollten sich an Ihren eigenen Bedürfnissen und Vorlieben orientieren und möglichst gut in Ihren Terminplan passen, ohne in Ihnen viel Stress oder Überforderung auszulösen. Am Ende der zwei Wochen sollten Sie auf Ihr Tagebuch und Ihren Terminplaner zurückblicken und reflektieren, was gut funktioniert hat und woran Sie noch arbeiten können. Seien Sie an dieser Stelle ehrlich zu sich selbst, betonen Sie aber auch die Dinge, auf die Sie stolz sein können. An Fortschritten sollten Sie festhalten und daraus lernen, wie Sie Verhalten am besten und effektivsten für sich selbst verändern können. Wichtig zu wissen ist, dass wahrscheinlich nicht alles auf Anhieb perfekt laufen wird. Es wird Rückschritte geben und Sie werden sicherlich auch noch den einen oder anderen Tag haben, an dem die Probleme Überhand nehmen; das heißt aber noch lange nicht, dass all der Fortschritt, den Sie bis dahin gemacht haben, sinn- oder bedeutungslos war. Gehen Sie langsam einen Schritt nach dem anderen und seien Sie stolz auf alles, was Sie erreicht haben. Verzeihen Sie sich auch Fehler und verzweifeln Sie nicht, wenn Ihnen eine Aufgabe oder ein ganzer Tag besonders schwerfallen. Aus Denkmustern wie „Alles oder nichts“ sollten Sie ausbrechen - Sie können auch dann noch auf dem Weg zur Besserung sein, wenn es einmal nicht so gelingt wie erhofft.

Nach Gesichtsoperationen haben Patienten etwa 21 Tage gebraucht, um sich an ihr neues Äußeres zu gewöhnen, und auch Patienten, denen Gliedmaßen amputiert wurden, ging es nach circa 21 Tagen besser und der Phantomschmerz – also Schmerz in dem fehlenden Körperteil – ließ nach. In den 1950er-Jahren schloss ein plastischer Chirurg daraus, dass es für einen Menschen etwa 21 Tage dauert, neue Gewohnheiten zu formen. Neuere Forschung hat festgestellt, dass das nicht so ganz stimmt. Obwohl 21 Tage für einige Menschen auszureichen scheinen, sind es für die meisten eher 66 Tage. Das bedeutet, dass es gerade am Anfang einiges an Kraft und Ausdauer braucht, bis Sie sich an Ihren neuen Rhythmus gewöhnen; es wird aber besser werden – und nach ebenjenen 21 bis 66 Tagen wird sich Ihr Verhalten weitestgehend automatisiert haben, Sie müssen über die Abläufe nicht mehr so viel nachdenken und das gewünschte Verhalten kommt wie von allein.

BONUS: Workbook

Hier erhalten Sie einen Überblick über einige praktische Übungen, die Sie direkt in Ihren Alltag einbauen können.

Gedanken sortieren

Denken Sie an eine belastende Alltagssituation. Achten Sie darauf, welche Gedanken Ihnen durch den Kopf gehen und schreiben Sie sie auf. Dazu beantworten Sie folgende Fragen:

1. Was fühlen Sie, wenn Sie diesen Gedanken haben?

2. Stimmt Ihr Gedanke wirklich? Welche Beweise haben Sie dafür? Schreiben Sie fünf Dinge auf, die dafür, und fünf, die dagegen sprechen.

3. Was haben Sie davon, diesen Gedanken zu denken?

4. Würde einer Ihrer Freunde so denken, was würden Sie ihm raten?

5. Welcher Gedanke wäre in dieser Situation hilfreicher?

Schlafhygiene

1. Gehen Sie möglichst immer zur gleichen Zeit zu Bett - auch am Wochenende.

2. Liegen Sie maximal acht Stunden am Tag im Bett.

3. Verzichten Sie auf Mittagsschlaf.

4. Trinken Sie abends keinen Alkohol.

5. Planen Sie morgens nach dem Aufstehen genug Zeit ein.

6. Schaffen Sie ein Morgen- und Abendritual.

7. Schauen Sie nachts nicht auf die Uhr.

Gegen das Grübeln

Setzen Sie sich aufrecht hin und beobachten Sie Ihren Atem, ohne einzugreifen. Fühlen Sie Ihren Körper: Wo spüren Sie Unwohlsein, Verspannungen oder Beklemmung? Fangen Sie dafür bei den Zehen an und arbeiten Sie sich nach oben – über die Füße, die Unterschenkel, die Knie und so weiter. Nehmen Sie alles wahr, was Sie spüren, ohne es zu beeinflussen; sei es ein Kribbeln, ein Ziehen, Schmerz, Wärme oder Kälte. Wandern Sie mit Ihrer Aufmerksamkeit durch Ihren gesamten Körper, weiter zu den Oberschenkeln, dem Unterbauch, dem Brustkorb, zum Hals, Kopf und in die Arme.

Zum Abschluss der Übung schütteln Sie Ihre Arme und Beine aus und laufen einige Schritte ruhig durch das Zimmer – stehen Sie am besten langsam auf.

Apfel-Meditation

Schließen Sie die Augen und stellen Sie sich vor, Sie halten einen Apfel in der Hand. Wie sieht er aus? Welche Farbe hat er? Wie schwer und wie groß ist er? Achten Sie auf den Stiel und das andere Ende, wo einst die Blüte saß. Wie sah die Blüte einmal aus, bevor sie der Frucht wich? Richten Sie Ihren Blick auf die Sonne und den Regen, die die Knospe zur Blüte machten, und auf die Biene, die die Blüte bestäubte.

Stellen Sie sich den Bauern vor, der den Baum pflegt, den Apfel prüft und ihn schließlich pflückt. Denken Sie an den Lastwagenfahrer, der den Apfel vom Bauernhof bringt, die Menschen, die ihn verpacken und weiterverschicken, und schließlich den Verkäufer im Laden, in dem Sie den Apfel gekauft haben. Stellen Sie sich nun vor, wie Sie in den Apfel beißen, wie er schmeckt – wie er durch den Regen saftig wurde. Denken Sie an die Nährstoffe, die Ihnen Energie geben. Energie, die Ihren Gedanken, Gefühlen und Handlungen Kraft verleiht. Atmen Sie ein letztes Mal tief durch und beenden Sie die Übung, indem Sie langsam in den Raum zurückkehren, in dem Sie sie durchführen.

Sorgen loslassen

Holen Sie tief Luft und atmen Sie in den Bauch hinein, dann schließen Sie die Augen und stellen sich folgendes Bild vor: Es ist ein traumhaft schöner Tag und Sie sind auf dem Weg zu einem Fluss. Das Ufer ist grün, der Fluss fließt direkt vor Ihren Füßen entlang und verschwindet in etwa hundert Metern Entfernung hinter einer Biegung, die durch Hecken verdeckt ist. Sie nehmen auf einem Stein Platz, der von Gräsern und Moos überwachsen wurde, und Sie hören das Rauschen des Wassers sowie das Zwitschern der Vögel. Das Wasser fließt stetig – vorbei an dem Stein und durch das Flussbett, es lässt sich nicht aufhalten. Hier können Sie all Ihre Ängste und Sorgen loslassen und sie werden mit dem Wasser vorbeiziehen. Kommt ein beunruhigender Gedanke auf, lassen Sie ihn ins Wasser gleiten und sehen Sie dabei zu, wie er von der Strömung getragen wird, bis Sie ihn nicht mehr erkennen können.

Beobachten Sie den Fluss noch eine Weile, genießen Sie die friedliche Umgebung und kommen Sie dann wieder zu Ihrem ruhigen Atem zurück. Wiederholen Sie die Übung immer dann, wenn Sie von Sorgen und Ängsten geplagt werden.

Rationale Gedanken finden

Hier folgen einige Beispielsituationen mit automatischen Gedanken – Ihre Aufgabe ist es, rationale Gedanken zu generieren, die die automatischen ersetzen sollen.

1. Sie kommen zu spät zu einer Verabredung und denken: „Nie mache ich etwas richtig und bin ständig zu spät. Alle werden mich seltsam anschauen und mich für einen Idioten halten."

2. Sie kommen von der Arbeit nach Hause und Ihre Kinder sind schon im Bett, Sie denken: „Ein guter Elternteil würde sich jeden Abend Zeit nehmen, um etwas mit seinen Kindern zu machen."

3. Sie haben schlecht geschlafen und wachen morgens müde auf. „Das war eine schreckliche Nacht, der gesamte Tag ist hinüber."

4. Abends vor dem Zubettgehen fürchten Sie, nicht schlafen zu können: „Heute muss ich gut schlafen, sonst bin ich morgen nicht leistungsfähig. So kann das nicht weitergehen mit mir."

5. Sie halten am nächsten Tag einen Vortrag und sind aufgeregt. „Ich werde bestimmt stottern, weil ich so nervös bin. Alle werden mich auslachen und denken, ich sei inkompetent."

Informationen sammeln

Nutzen Sie verschiedene Quellen, um möglichst viel über die Symptome, die Sie bei sich beobachten, zu erfahren. Eine Internetrecherche kann einen guten ersten Einblick geben. Außerdem helfen Fachzeitschriften, Ratgeber und professionelle Beratung, damit Sie die Informationen gewinnen können, die Sie benötigen, um Ihre Probleme effektiv anzugehen.

Bestätigung

Schreiben Sie Dinge, die Sie an sich mögen, auf kleine Zettel - seien Sie ehrlich zu sich und finden Sie Lob, das Sie wirklich bewegt. Wenn Ihnen das Sammeln schwerfällt, fragen Sie Freunde und Bekannte. Die Zettel, auf die Sie Ihre Notizen schreiben, führen Sie fortan immer bei sich, damit Sie sie lesen können, wann immer Sie sie brauchen.

Die Katastrophe geschehen lassen

Häufig werden Ängste ausgelöst, weil wir von Katastrophen ausgehen. Wenn Sie also Furcht vor einer Situation verspüren, denken Sie an das Schlimmste, was passieren könnte. Wenn Sie Angst vor einem Vortrag haben, könnten Sie fürchten, sich zu versprechen. Danach fragen Sie sich, was die Konsequenzen davon wären - jemand könnte Sie für dämlich halten. Was wären die Konsequenzen davon? Er hätte ein schlechtes Bild von

Ihnen. Und was wären die Konsequenzen davon? Diese Frage stellen Sie so oft, bis Sie zu einem Ende Ihrer Kette kommen. Meist besteht es darin, dass es gar nicht so schlimm wäre - denn was kümmert es Sie, wenn eine einzige Person einen schlechten Eindruck von Ihnen hat, zumal Sie sie doch wahrscheinlich nie wiedersehen werden?

Testen, was hilft

Im Rahmen dieses Buches wurden viele verschiedene Übungen und Tipps vorgestellt. Probieren Sie möglichst viele davon aus und schreiben Sie auf, was für Veränderungen die Übungen bei Ihnen bewirken - helfen sie Ihnen oder nicht? Bewerten Sie, von welchen Tipps Sie am meisten profitieren, und setzen Sie diese weiter fort. Übungen, die bei Ihnen keine Wirkung zeigen, sollten Sie auch nicht weiterverfolgen. Denken Sie daran: Jeder Fall ist sehr individuell und nicht bei jedem hilft jede Übung gleich gut.

10. Lexikon

Achtsamkeit: Spezielle Form der Aufmerksamkeitslenkung auf das Hier und Jetzt.

Akzeptanz: Die Bereitschaft, Ereignisse, Gefühle und Gedanken so, wie sie sind und ohne Ablehnung aktiv und offen aufzunehmen und zu erleben.

Diagnose: Neben dem Syndrom müssen auch andere Merkmale der Krankheit erfüllt werden, dazu gehören eine gewisse Dauer und das Ausschließen möglicher anderer Krankheiten.

Exposition: Konfrontation mit dem angstauslösenden Reiz ohne Sicherheits- und Vermeidungsverhalten.

Kognition: Alle psychischen Vorgänge, die benötigt werden, um Informationen aufzunehmen, zu verarbeiten, zu speichern, abzurufen und weiterzuverwenden.

Kognitive Triade: Die negative Sicht einer Person auf sich selbst, ihre Umwelt und ihre Zukunft.

Prävention: Das Vorbeugen von Krankheiten, bevor sie auftreten.

Psychoedukation: Gezielte und systematische Vermittlung von psychologischem Fachwissen zur Entstehung von psychischen Erkrankungen sowie ihrer Verbreitung in der Bevölkerung und weiteren, für eine Therapie notwendigen Informationen. Sie erfolgt meist in Begleitung eines Experten.

Reaktanz: Widerstand gegen einen wahrgenommenen Beeinflussungsdruck, vergleichbar mit Trotz.

Resilienz: Fähigkeit, auch extrem belastende Situationen durchzustehen, ohne davon einen psychischen Schaden zu nehmen.

Risikofaktoren: Faktoren, die das Auftreten einer Erkrankung wahrscheinlicher machen.

Schema: Eine mentale Abkürzung, die beim Verstehen der Realität hilft und Lücken füllt, um Sinn zu stiften.

Schutzfaktoren: Faktoren, die das Auftreten einer Erkrankung weniger wahrscheinlich machen.

Sicherheitsverhalten: Verhalten, das in gefürchteten Situationen genutzt wird, um die Angst zu unterdrücken und besser zu ertragen. Dazu gehören zum Beispiel religiöse Symbole oder die Einnahme von Beruhigungsmitteln.

Stimulus: Eine Sache oder ein Ereignis, das eine bestimmte Reaktion in einem Organismus hervorruft.

Symptom: Ein typisches Anzeichen für eine Krankheit, auch: Krankheitsmerkmal.

Syndrom: Eine Gruppe von Symptomen, die häufig miteinander kombiniert auftreten.

Vermeidungsverhalten: Die Tendenz von Menschen mit einer Angststörung, den Angstauslöser im Alltag zu umgehen und möglichst selten mit ihm konfrontiert zu werden.

11. Literaturverzeichnis

- Berking, M. & Rief, W. (2012). Klinische Psychologie und Psychotherapie für Bachelor, Band 2. Springer Verlag: Berlin-Heidelberg
- Fangerau, H., Griemmert, M., & Albrecht, U.-V. (2016). Kapitel 9 - Gesundheits-Apps und Ethik. In U.-V. Albrecht (Ed.), Chancen und Risiken von Gesundheits-Apps (CHARISMHA). Peter L. Reichertz Institut für Medizinische Informatik der TU Braunschweig und der Medizinischen Hochschule Hannover
- Heidenreich, T. & Michalak, J. (2013). Die »dritte Welle« der Verhaltenstherapie: Grundlagen und Praxis (Originalausgabe). Beltz
- Joyce, S., Shand, F., Tighe, J., Laurent, S. J., Bryant, R. A. & Harvey, S. B. (2018). Road to resilience: a systematic review and meta-analysis of resilience training programmes and interventions. BMJ Open, 8(6), e017858. https://doi.org/10.1136/bmjopen-2017-017858
- Service Communication (2020, 13. Oktober). Präventivmaßnahmen gegen Depression: Die Bedeutung von Bewegung und Sport. Acteur de ma santé. https://acteurdemasante.lu/de/psychiatrie/praeventivmassnahmen-gegen-depression-die-bedeutung-von-bewegung-und-sport/
- Wittchen, H. U. & Hoyer, J. (2011). Klinische Psychologie und Psychotherapie. Berlin, Heidelberg: Springer-Verlag
- Wittchen, H. U. & Jacobi, F. (2005). Size and burden of mental disorders in Europe - a critical review and appraisal of 27 studies. European neuropsychopharmacology: the journal of the European College of Neuropsychopharmacology, 15(4), 357–376. https://doi.org/10.1016/j.euroneuro.2005.04.012
- Voderholzer, U. (2019). Die Dritte Welle der Verhaltenstherapie – Überlegenheit im Vergleich mit klassischer kognitiver Verhaltenstherapie? Verhaltenstherapie, 29(2), 77–79. https://doi.org/10.1159/000500697

Wir danken Ihnen für Ihr Interesse und Ihr Vertrauen. Als Dankeschön dafür, haben wir eine besondere Überraschung. Wir haben einen **ultimativen Guide, um ein „neuer" Mensch zu werden - Inklusive 30 Tage Challenge, um alte Gewohnheiten abzulegen.** Und diesen erhalten Sie vollkommen kostenlos. Das klingt wunderbar? Dann warten Sie nicht lange und holen Sie sich Ihr Gratis-Geschenk.

Hier geht es zu Ihrem Gratis-Geschenk:

https://forms.gle/mocvT7uQ4qLRyAta8

1. **Öffnen Sie die Kamera-App auf Ihrem Smartphone und richten Sie die Kamera auf den QR-Code.**
2. **Klicken Sie auf den Link, der Ihnen angezeigt wird und schon werden Sie zur Website weitergeleitet.**

Impressum

Herausgeber: Pegoa Global Media GmbH / Am Sandtorkai 27 / 20457 Hamburg
Kontakt: kontakt@pegoamedia.de
Coverbild: Shutterstock

Haftungsausschluss:
Die Nutzung dieses Buches und die Umsetzung der enthaltenen Informationen, Anleitungen und Strategien erfolgt auf eigenes Risiko. Der Autor kann für etwaige Schäden jeglicher Art aus keinem Rechtsgrund eine Haftung übernehmen. Haftungsansprüche gegen den Autor für Schäden materieller oder ideeller Art, die durch die Nutzung oder Nichtnutzung der Informationen bzw. durch die Nutzung fehlerhafter und/oder unvollständiger Informationen verursacht wurden, sind grundsätzlich ausgeschlossen. Rechts- und Schadenersatzansprüche sind daher ausgeschlossen. Dieses Werk wurde sorgfältig erarbeitet und niedergeschrieben. Der Autor übernimmt jedoch keinerlei Gewähr für die Aktualität, Vollständigkeit und Qualität der Informationen. Druckfehler und Falschinformationen können nicht vollständig ausgeschlossen werden. Es kann keine juristische Verantwortung sowie Haftung in irgendeiner Form für fehlerhafte Angaben vom Autor übernommen werden. Die bereitgestellten Analysen, Vorschläge, Ideen, Meinungen, Kommentare und Texte sind ausschließlich zur Information bestimmt und können ein individuelles Beratungsgespräch nicht ersetzen. Alle Informationen dieses Buches entsprechen dem Kenntnisstand zum Zeitpunkt des Verfassens dieses Buches. Eine Haftung für mittelbare und unmittelbare Folgen aus den Informationen dieses Buches ist somit ausgeschlossen.
Informieren Sie sich weitläufig aus unterschiedlichen Quellen und bedenken Sie, dass am Ende nur Sie für die Entscheidungen verantwortlich sind.

Haftung für externe Links:
Unser Angebot enthält Links zu externen Websites Dritter, auf deren Inhalte wir keinen Einfluss haben. Deshalb können wir für diese fremden Inhalte auch keine Gewähr übernehmen. Für die Inhalte der verlinkten Seiten ist stets der jeweilige Anbieter oder Betreiber der Seiten verantwortlich. Die verlinkten Seiten wurden zum Zeitpunkt der Verlinkung auf mögliche Rechtsverstöße überprüft. Rechtswidrige Inhalte waren zum Zeit-punkt der Verlinkung nicht erkennbar.

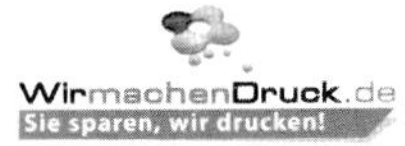